儿童护牙宝典

丁香梧桐 著

邵陆芸 朱海 绘

电子工业出版社
Publishing House of Electronics Industry
北京·BEIJING

未经许可,不得以任何方式复制或抄袭本书之部分或全部内容。
版权所有,侵权必究。

图书在版编目(CIP)数据

儿童护牙宝典 / 丁香梧桐著;邵陆芸,朱海绘. -- 北京:电子工业出版社,2016.11
ISBN 978-7-121-30012-7

Ⅰ. ①儿… Ⅱ. ①丁… ②邵… ③朱… Ⅲ. ①牙–保健–儿童读物 Ⅳ. ① R78-49

中国版本图书馆 CIP 数据核字 (2016) 第 236330 号

责任编辑:郝喜娟
特约编辑:董淑芳
印　　刷:北京捷迅佳彩印刷有限公司
装　　订:北京捷迅佳彩印刷有限公司
出版发行:电子工业出版社
　　　　　北京市海淀区万寿路173信箱　　邮编:100036
开　　本:880×1230　1/32　印张:7　字数:200千字
版　　次:2016年11月第1版
印　　次:2019年12月第6次印刷
定　　价:69.80元

凡所购买电子工业出版社图书有缺损问题,请向购买书店调换。若书店售缺,请与本社发行部联系,联系及邮购电话:(010)88254888,88258888。
质量投诉请发邮件至zlts@phei.com.cn,盗版侵权举报请发邮件到:dbqq@phei.com.cn。
本书咨询联系方式:haoxijuan@phei.com.cn。

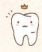

作者简介

丁香梧桐,原名陈惠珍。牙科业内同行和家长们亲切地称她为"梧桐医生"、"梧桐姐姐"。

现为丁香梧桐儿童牙科工作室创始人。

新加坡国立大学牙科系博士。
同济大学儿童口腔医学硕士。
国际牙科协会(IADR)会员。
国际儿童牙科协会会员。
中华口腔医学会儿童口腔医学专委会会员。

专长:儿童口腔健康指导,儿童牙病预防和治疗,儿童牙颌早期矫正。
理念:预防胜于治疗。

经历过公立三甲教学医院,大型民营专科医院,以及医生合伙制私立高端牙科门诊,丁香梧桐有着十多年儿童牙科工作经验。她结合中国儿童牙科现状,创立出私立儿童牙科特有诊疗模式,以及儿童口腔生长管理模式。注重同行交流,发起并主持了多届"西湖儿童牙科专业沙龙",携手各地儿牙医生,共同致力于提高中国儿童的口腔健康水平。注重预防胜于治疗,发起了"儿童口腔健康科普全国十城巡讲",已在南京、天津、广州、深圳、成都、武汉举办多场公益科普讲座,推广儿童牙病预防理念。

新浪微博:儿童牙医丁香梧桐

推荐序一

与作者于15年前以师生结缘。在她三年的研究生历程中，其认真的学习精神和优良的成绩伴随其入学考试、各门学科学习和学位论文答辩中。

令我欣慰的是，她认定"儿童口腔"这一临床医学专业为钟爱之工作，不断学习与努力。今见《儿童护牙宝典》之出版，为之感到高兴。在这"宝典"中，她把有关此专业的知识，以通俗的语言、精致的漫画和"护牙小贴士"等形式娓娓道出，向家长和关心爱护儿童健康的人们传授了科学普及知识。

疾病的治疗虽很重要，但预防疾病的发生对维护健康和经济价值更有重要的意义。作者用爱心编著的《儿童护牙宝典》，就体现了这一理念。

2016.7.1

石四箴简介：

1961年毕业于上海第二医学院口腔医学系。教授、主任医师、博士生导师。同济大学口腔医学院名誉院长、东京齿科大学客座教授、松本齿科大学名誉教授。

第2届亚洲小儿齿科学会会长，第3届中华口腔医学会副会长，第1、2届中华口腔医学会儿童口腔医学专委会主任委员，澳门儿童牙科医学会永久名誉会长，沪港澳台口腔医学交流协会创会会长、名誉会长。

主编、参编著作17本，刊于国内外专业杂志论文269篇。

获有全国优秀教师称号和奖章，享有国务院颁发为高等教育做出突出贡献的政府特殊津贴，被国家人事部列为杰出高级专家。

曾任第10届全国政协常务委员，第9、10届上海市政协副主席，第9、10、11届全国政协委员。

推荐序二

我与本书作者丁香梧桐数年前结识于新浪微博。

她所著写发布的儿童口腔科普系列文章内容翔实、文字生动、通俗易懂；她所积极宣传倡导的"预防胜于治疗"的理念，我非常赞同。

丁香梧桐从事儿童口腔医学专业工作十多年，又于新加坡国立大学获得博士学位，有着扎实的临床专业基础和深厚的医学理论知识。更让我认同的是她对儿童身心健康的关注、对医学科普知识的宣传、对公益事业的投入。这些也正是我和她，以及更多的医学科普工作者的共同之处。

我们希望孩子们都能健康快乐地成长。家长朋友们多一点关注、多一点学习，孩子们就多一份保护、多一份健康！

2016.4.24

张思莱简介：

北京中医药大学附属中西医结合医院原儿科主任、主任医师。

卫生部"儿童早期综合发展项目"原国家级专家，中国少年儿童基金会"和孩子共同成长"项目原特聘专家。

中国母婴健康成长万里行专家委员会专家，在全国妇联儿童工作部与中国家庭教育学会共同主办的2014年全国评选中，荣获"中国百佳传承好家风的好爸好妈"的荣誉称号。

2015年获得全球儿童安全组织授予的专家荣誉证书。

2015年因对中国儿童少年教育福利事业做出积极贡献而被中国儿童少年基金会授予专家荣誉证书。

她的育儿类书籍销量高居各地育儿类图书热销榜。著有《张思莱育儿手记》、《张思莱育儿微访谈》、《张思莱谈育儿那点事儿》等。

张思莱在育儿咨询第一线已经义务为广大父母答疑解惑16年多。2015年新浪微博总阅读量超过21.3亿多次，再次获得新浪"最受网友喜爱作者奖"和新浪"伴随成长专家成就奖"。

自序

又一个凌晨2点,我再次结束对这本书逐字逐句的校对,隔壁房间里传来孩子的梦话,母亲再过几个小时就会起来做早饭。这两年里,无数个如此的夜里,我对着电脑敲出了这本书——《儿童护牙宝典》。如今,终于付梓,心中百感交集。

在我过去多年的临床工作中,发现龋病(蛀牙)的发生越来越呈现低龄化的趋势。这虽然与现代社会越来越精细的饮食结构和饮食习惯紧密相关,但家长朋友们对儿童牙齿保健知识的匮乏和误解,更使得孩子的牙齿无法得到关注和爱护。很多家长不知道乳牙萌出后就该刷牙、刷牙不知道是否要用牙膏,不知道牙线有什么用处、反而担心牙线把牙齿弄松,认为乳牙不用管、反正都要换牙,等等。

在中国,5岁孩子的乳牙龋齿发生率为67%。有些地区的调查更发现,2岁孩子中有20%存在龋齿。如此高发的蛀牙,导致孩子吃饭食物嵌塞、牙齿疼痛、化脓、不美观,继而恒牙萌出障碍、牙列不齐、颌骨发育不良、面型改变等,这些对孩子的身心健康都有着极大影响。我在每一天的临床工作中,看到的都是这样的孩子!

面对一口烂牙的孩子,和前来就诊的越来越低龄的婴幼儿,作为一名儿童牙医,如何会不深感痛心与痛惜?!如果家长能够提高护牙意识,了解牙齿保健常识,能够早预防、早发现、早治疗,孩子不但能避免龋病的痛苦,牙齿还能保持洁白整洁;良好的口腔卫生习惯还能受益终身!

2014年初,我开始在新浪微博以及微信公众平台上,以"丁香-梧桐"、"丁香梧桐"的笔名,陆续发布一些关于儿童牙齿保护的科普文章,以及一系列爱牙童话故事,得到了许多同行和家长朋友们的认同和大量转发。我逐渐萌生用自己的笔来传播更多的科学知识,普及儿童牙齿保健常识的想法,让更多家长认识、了解孩子的牙齿,以及相关的牙科疾病,从而能够预防、减少这些疾病的发生,让孩子能够健康、快乐地成长。此时,恰逢电子工业出版社编辑的热情邀请，遂开始写作此书。

本书的写作历经了两年的时间。作为一名医生，我除了繁忙的临床工作，还有各种对外的科普讲座，以及专业知识的学习，只能利用点滴业余时间来写作。写作仓促，本人才识也有限，书中难免有疏漏之处，还请读者朋友们谅解并不吝指出，帮助我改正。

本书在著作过程中，得到了众多同行、同事和朋友们的支持和帮助！

感谢我的导师、我国儿童口腔医学专业泰斗石四箴教授的悉心指导；感谢著名育儿专家、深受众多家长们信赖的张思莱医师的热心扶助；感谢正畸专家方刚博士、常迪医师，儿童牙科徐达医师、孙雪萍医师，以及陈俊博士、胡玲华医师、吕佩红医师、王胜艳医师的鼎力协助；感谢石四箴口腔医疗中心朱磊老师的热心帮助；感谢第四军医大学博士、261医院周静医师的专业意见；感谢董宏伟医师的专业建议；感谢插画师邵陆芸的精心绘制；感谢朱海医师的专业插画制作和唐卫容医师的热心帮助；感谢郑妍华医师的绘图设计；感谢我可亲可爱的同事们的文字校对。

本书在写作过程中，还得到了不少儿科、妇产科、影像医学等专业的专家们的热心帮助和指正，在此致以诚挚的感谢！感谢电子工业出版社编辑们的辛勤工作！

最后特别感谢我家人的理解和孩子的贴心。

了解才能深爱。希望家长朋友们掌握科学的爱牙护齿知识，让我们把深爱注入在孩子"贝齿"中，陪伴他们健康成长！

丁香梧桐

2016.9.20 凌晨 2:41 于杭州

特别提示：本书提出来 10 个备受家长关注的章节，制作成彩页形式供大家优先阅读。

目录 contents

PART 1　话齿篇

01 爱，从"齿"开始 _____ 12
02 漫话牙齿结构 _____ 16
03 牙宝宝的发育史 _____ 20

PART 2　孕育篇

04 孕前牙科查一查 _____ 24
05 孕妈妈牙疼怎么办 _____ 27
06 孕妈妈牙龈出血 _____ 31
07 智齿拔不拔 _____ 34
08 怀孕与牙齿矫正 _____ 37
09 话说兔唇 _____ 39

PART 3　婴幼篇

10 宝宝出牙前的口腔护理 _____ 44
11 宝宝长牙的喜忧 _____ 46
12 乳牙"发芽"的时间和顺序 _____ 49
13 马牙不是牙 _____ 52
14 乳牙蛀了需要补吗 _____ 54
15 谁是蛀牙的罪魁祸首 _____ 57
16 蛀牙案的现场 _____ 60
17 蛀牙细菌的"土豪生活" _____ 62
18 被遗忘的作案角落 _____ 65
19 婴幼儿龋齿与奶 _____ 67
20 0～2岁宝宝护牙宝典 _____ 71
21 安抚奶嘴的是与非 _____ 73

22 宝宝牙齿发黑为哪般 _____ 76
23 坐而论氟话护牙 _____ 78
24 蛀牙与缺钙 _____ 82
25 儿童看牙与麻醉 _____ 85
26 话说牙科X线片 _____ 88
27 乳牙的牙髓治疗 _____ 92
28 乳牙摔伤怎么办 _____ 95
29 乳牙有缝，坏事还是好事 _____ 98
30 孩子的不良口腔习惯 _____ 100
31 宝宝的牙科检查到底查什么 _____ 103
32 带宝宝看牙前的父母须知 _____ 106
33 食物与牙齿健康 _____ 109
34 吃糖与蛀牙的学问 _____ 112

PART 4　学龄篇

35 换牙阶段的丑小鸭 _____ 116
36 六龄牙的自白 _____ 119
37 牙齿伴侣：窝沟封闭 _____ 122
38 恒牙萌出来报道 _____ 125
39 牙齿外伤是急诊 _____ 127
40 牙齿发育的种种异常 _____ 130
41 孩子也有牙龈炎 _____ 133
42 话说洗牙 _____ 135
43 孩子的口腔黏膜病 _____ 138
44 鳄鱼怕怕，牙医怕怕吗 _____ 140
45 神秘的笑气镇静 _____ 143
46 特殊的孩子特殊的爱 _____ 146

PART 5　矫正篇

47　简话牙齿矫正 _____ 150
48　花样繁多的矫治器 _____ 153
49　矫正需要拔牙吗 _____ 156
50　地包天的来龙去脉 _____ 158
51　早期矫正知多少 _____ 161
52　牙套宝贝的刷牙指南 _____ 164

PART 6　护理篇

53　形形色色的牙刷 _____ 168
54　牙膏的选择 _____ 172
55　刷牙方法大公开 _____ 176
56　如何为宝宝刷牙 _____ 180
57　牙线"捕头"问答录 _____ 184
58　牙线使用教程 _____ 188
59　谈谈漱口水 _____ 191
60　聊聊护牙素 _____ 193

PART 7　童话篇

61　草莓蛋糕和草莓牙膏 _____ 196
62　勇敢药水 _____ 198
63　牙齿小精灵 _____ 200
64　牙齿打来的电话 _____ 202
65　牙线飞侠 _____ 205
66　黑齿国历险记 _____ 207

本书主要参考文献 _____ 222

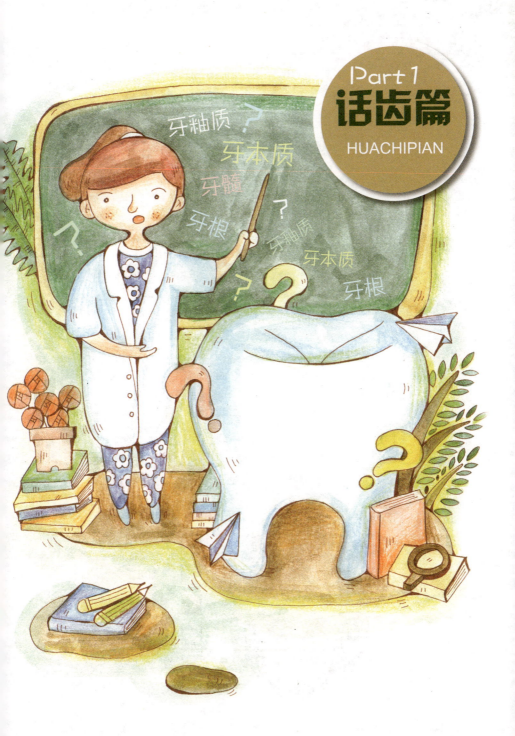

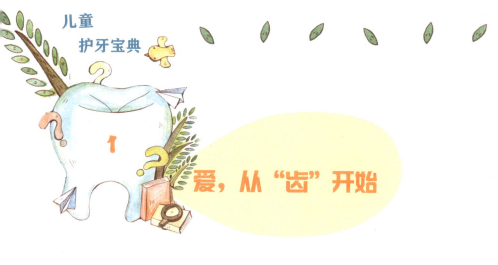

儿童护牙宝典

爱，从"齿"开始

亲爱的爸爸妈妈们，当宝宝呱呱落地时，这从天而降的安琪儿，带给我们的是无尽的欢喜和甜蜜。为了孩子的健康成长，全家人无不倾尽所有的爱。爱孩子，需要了解他（她）的成长变化，并赋予理解、关心和帮助。这第一篇，让我们从"齿"开始，了解孩子牙齿的生长变化过程吧！

乳牙

宝宝出生6个月左右开始萌出第一颗牙齿，直到2岁半左右，全部乳牙萌出完毕。孩子的乳牙一共有20颗。从正中向两侧分别是乳中切牙、乳侧切牙、乳尖牙、第一乳磨牙、第二乳磨牙。下图为乳牙的牙齿排列和名称。

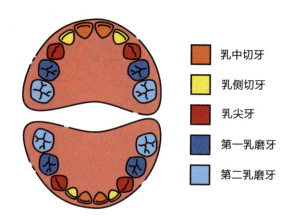

- 乳中切牙
- 乳侧切牙
- 乳尖牙
- 第一乳磨牙
- 第二乳磨牙

牙如其名,牙齿的形态和它的功能是相匹配的。

切牙的形状为方形,像把大菜刀,咔嚓咔嚓,主要功能就是"咔嚓"一下切断食物。我们常用切牙来啃苹果、咬黄瓜等。而大块的食物,通常是先由切牙将其切成小块,再转送到后面的磨牙。磨牙将食物碾磨细碎,反复咀嚼,最后进入食道。

尖牙的前端尖锐如匕首,是用来刺碎、撕裂食物的。大家都知道,老虎和豹子等动物都有强壮的牙齿,它们的牙齿形状就和我们人类的尖牙相似,非常尖锐锋利,故而可以撕碎猎物。

而位于口腔最里面的磨牙,形状大而方,咬物面上纵横起伏,有很多如山峰一般的突起和沟壑一般的凹陷。上下磨牙咬合时山峰和沟壑相吻合,如同捣杵插入凹窝,捣碎、碾磨食物最有力。磨牙是我们咀嚼食物最重要的牙齿。

下图就是上述三种形状的牙齿,从左至右依次为:切牙、尖牙和磨牙。无论什么形状的牙齿,每颗牙都是由牙冠和牙根组成的。牙冠是我们张嘴就能看见的口内白色硬质的牙体部分,牙根则是埋在骨内我们看不见的部分。

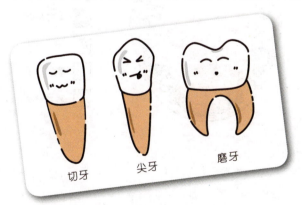

恒牙

乳牙有20颗,那么恒牙有多少颗呢?恒牙有28～32颗。孩子从6岁左右开始换牙,乳牙逐渐脱落,恒牙陆续萌出,直到12岁左右20颗乳牙全部换完。除了这20颗要更换的乳牙，在孩子6岁左右，第二乳磨牙后方会萌出一颗新牙，即第一恒磨牙，也就是我们通常所说的"六龄牙"，上下左右各1颗，共4颗。六龄牙并非是替换乳牙而长出的，而是在乳磨牙的后方悄无声息直接萌出的。正因为它悄无声息地在后方"发芽"，所以常常会被家长忽视，或者误认为是乳牙。

随着孩子牙弓的继续发育，在12～13岁时，六龄牙的后方又会萌出1颗新牙，即第二恒磨牙，上下左右各1颗，共4颗。至此，加上更换乳牙的20颗恒牙，孩子口内一共萌出28颗恒牙。这些新长的恒牙还需要几年时间，牙根才逐渐发育成熟。有些人在18～25岁时，第三恒磨牙（即智齿）会萌出，而有些人则先天缺少第三磨牙。因此，成人的牙齿通常是28～32颗。下图为恒牙的牙齿排列和名称。

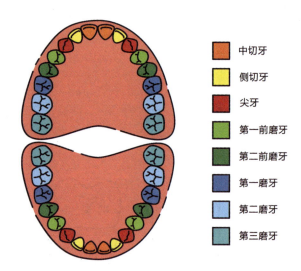

恒牙与乳牙相比，除了切牙、尖牙、磨牙这三种形态的牙齿外，还多了一种，名为"前磨牙"。前磨牙是替换乳磨牙而长出来的牙齿，它们位于尖牙与磨牙之间，是两者的过渡，既有尖牙撕裂食物的功能，又有磨牙的研磨功能。但也正因为它的功能"不专一"，故而"不强大"，因此，其重要性低于尖牙和磨牙。这就是为什么有些人牙齿拥挤需要做拔牙矫正时，医生会选择拔除前磨牙的缘故。

Part 1 话齿篇

　　了解了孩子牙齿的形状和数目、乳牙和恒牙的不同，你是不是会感叹造物主的神奇呢？牙齿的形态、数目和它们在口腔内的功能是如此巧妙而神秘地结合在一起。宝宝从婴幼儿时期喃喃学语、吃软质辅食，到渐渐长大咀嚼硬物，长成小伙子或大姑娘，他（她）们的牙齿也在随之不断变化。牙齿，不仅为孩子充足的营养摄入提供帮助，还对孩子的面容发育、形象气质都有着重大的影响。爱孩子，从"齿"开始吧！

护牙小贴士

◇ 乳牙有20颗，恒牙有28～32颗。
◇ 乳牙分有切牙、尖牙、磨牙三种形态。
◇ 恒牙有切牙、尖牙、前磨牙、磨牙四种形态。

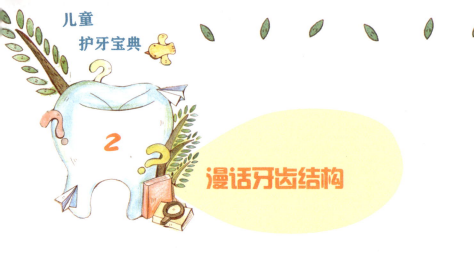

漫话牙齿结构

前面我们了解了孩子的乳牙和恒牙。虽然乳牙和恒牙的数目、形态、大小不一，但每颗牙齿的基本组成结构都是一致的。这一篇，我们来聊聊牙齿这座小房子的构造吧！

牙齿是由牙冠和牙根组成的，正如一座房子由房屋和地基构成一样。我们看到的白色牙齿就是牙冠，我们看不到的、长在骨内的那部分是牙根。牙冠好比一座房屋，牙根就是房屋的地基，地基扎实，房屋才稳固。

牙冠

牙冠这座房屋由三部分组成：牙釉质、牙本质和牙髓。

牙釉质：牙冠最外层、最硬的白色部分是牙釉质，牙釉质是牙齿房子的外墙，它是人体最坚硬的组织，主要由钙、磷等无机物构成。

牙本质：外墙之内还有内墙，牙齿的内墙就是淡黄色的牙本质，牙本质内部有很多细细的小管，即牙本质小管。牙本质小管如同埋在墙里的管道，穿通牙本质内墙到达牙齿内部。

牙髓：牙齿内部不再是硬组织，而是一个空腔，里面充满了神经、血管等结构的牙髓组织，即通常我们所说的牙神经。牙髓组织通过牙本质内无数的牙本质小管感受外界,传递消息。所以当我们吃特别冷、特别热或其他刺激性的食物时,牙神经就会有感觉。尤其是牙釉质磨损导致牙本质直接暴露在外的牙齿,感觉更加灵敏。

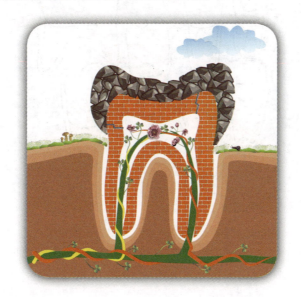

牙根

牙冠下方埋在牙槽骨里的是牙根。牙根同样是由三部分组成的:最外层的牙骨质、内层的牙本质及牙齿根管这个空腔里的牙髓组织。

牙根是牙冠房子的地基。牙根发育好,房子才结实,不容易倒塌。有些孩子的乳牙因龋齿发炎等原因过早脱落了,炎症导致患处骨质密度降低或骨质缺损,生长在此处的恒牙牙胚就很容易萌出。这就像埋在土壤里的种子,如果土壤疏松了,种子就会很快萌出。爸爸妈妈们也许会说:新牙早早长出来不是好事吗?其实不然。因为这时候恒牙胚的牙根尚未发育好,还不到正常萌出时间。这种过早萌出的牙齿,就和早产儿一样,牙根发育不良、非常短小,甚至尚未发育(没有牙根),容易发生牙齿松动不稳、脱落的可能。下图为早萌牙示意图。

儿童
护牙宝典

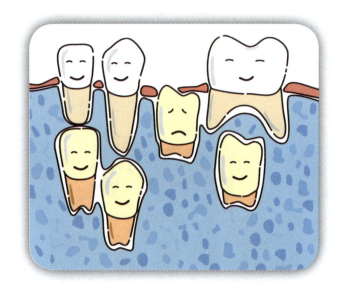

　　还有一种情况，如果我们的牙齿房子周围堆积了很多垃圾，而又不及时有效地清扫，牙齿周围就会形成牙结石。牙结石是什么呢？牙结石就是食物残渣和细菌堆积钙化而形成的硬块。牙结石附着在牙齿周围，会刺激牙龈，出现牙龈红肿、出血等症状。牙结石内的细菌毒素还会破坏牙根周围的骨组织，使之逐渐减少、变疏松、甚至骨质缺失。牙齿周围的这种炎症就是牙周炎。在这种情况下，即使当初牙根发育得很好，地基打得很牢，但牙齿周围的土壤已经疏松稀少，地基直接暴露出来，若不及时修缮，最终房子也会倒塌。

　　由于我国的口腔健康普及教育起步较晚，许多老年人累积多年的牙结石从未清理过，牙槽骨逐渐萎缩，牙根暴露，最终牙齿松动脱落，这就是俗话所说的"人老就会掉牙"的真相。但其实，并非人老就一定会掉牙。促使牙齿脱落的是牙齿周围的牙结石引发的牙周炎症。如果对牙齿进行定期清洁护理，及时打扫牙齿周围堆积的食物残渣和细菌，去除牙结石，牙周组织就能保持健康，牙根就能保持稳固。那么，即使年纪大了，仍然会有一副洁白整齐牢固的牙齿。

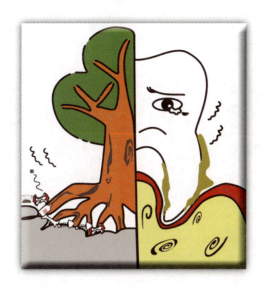

我们了解了牙齿这座小房子的主要结构,知道了坚硬的牙釉质外墙和牙本质内墙保护着房子里的牙神经。所以平时要注意刷牙,牙齿龋坏出现了小洞,要及时修补,否则外墙、内墙都破坏了,里面居住着的牙神经可要疼啦。牙齿房子周围也要定期打扫,不然泥土就会腐烂,牙齿就会松动。爱护牙齿,从日常刷牙清洁做起吧!

护牙小贴士

◇ 牙齿由牙冠和牙根组成。

◇ 牙齿由外部的牙釉质、牙骨质、牙本质和内部的牙髓组成。

◇ 恒牙过早萌出,通常是乳牙龋坏所致。

◇ 牙齿周围牙结石堆积,会造成牙槽骨萎缩、牙根暴露,牙齿容易松动脱落。

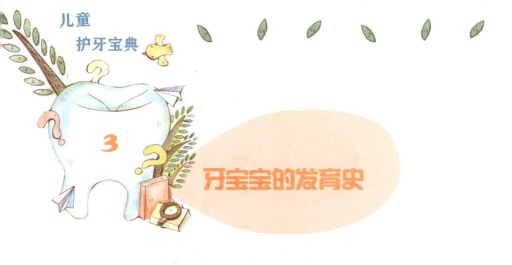

牙宝宝的发育史

亲爱的爸爸妈妈们，你们知道宝宝的牙齿是什么时候开始发育的吗？牙齿又是如何从小小的细胞分化发育成白白硬硬的小珍珠贝齿的呢？

其实，当宝宝还在孕妈妈肚子里的时候，宝宝的牙齿就已经在发育了。牙齿的发育包括生长期、钙化期和萌出期3个阶段。

生长期

也就是牙齿胚胎的发生期。在胚胎第5～7周，在宝宝口腔的位置，会有一层上皮增生，这层上皮增生逐渐形成牙板。牙板内陷向下突起，细胞增生分化，形成一个个小圆球，即乳牙胚。乳牙胚就像一颗颗葡萄。"葡萄"外有一圈外皮，即牙囊，作为保护层保护着牙胚。"葡萄"内孕育着蓬勃的生命力，这生命力促使"葡萄"内一层层牙齿结构逐渐分化形成。下图演示了牙板内陷到牙胚形成的过程。不光是宝宝的乳牙牙胚这么早就形成了，有些恒牙的牙胚在胚胎4个月的时候也开始发育了。因此，孕妈妈在孕期发生严重的营养障碍时，可能会影响到宝宝乳牙牙胚和恒牙牙胚的发育。

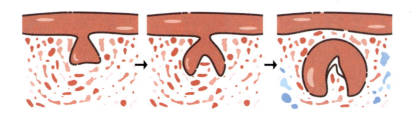

钙化期

牙齿的钙化期即牙体组织形成的时期。"葡萄"形成了,但里面还是水汪汪的,直到牙胚内部结构开始钙化,"葡萄"内部才形成硬硬的牙体组织。首先是牙冠的发育。如花苞一层层生长一般,牙胚的牙釉质和牙本质结构逐渐增厚矿化,一层层累积钙化,形成牙体硬组织。包裹在层层硬组织里的"花心"将发育成富含神经、血管的牙髓组织。

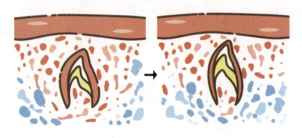

萌出期

牙冠形成之后,牙根开始发育,这股力量使得牙齿逐渐向外萌出。牙冠的高度随着牙的萌出越来越高,直到萌出完全。牙冠的大小则是萌出时候已经形成了的,不会随着年龄增长而变大。通常在牙根发育到2/3时,牙齿破龈而出,此后牙根继续发育,牙齿继续萌出,直到上下牙齿可以稳定接触。牙齿萌出后,一般还要1~3年时间牙根才能完全发育好。

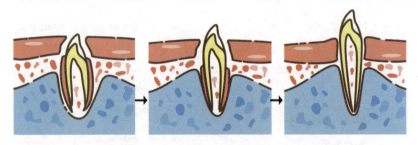

下表是乳牙发育的时间表。从表中,我们可以看到,当宝宝还在妈妈肚子里的时候,宝宝硬硬的牙齿就开始形成了。大约在宝宝出生后6个月到2岁左右,全部乳牙陆续萌出。而乳牙牙根的发育要持续到3岁多以后才结束。

儿童护牙宝典

乳牙发育时间表

牙齿名称		硬组织开始形成（胎龄）	萌出时间（出生后）	牙根完成（出生后）
上	中切牙	4个月	7.5个月	1.5年
	侧切牙	4.5个月	9个月	2年
	尖牙	5个月	18个月	3.25年
	第一乳磨牙	5个月	14个月	2.5年
	第二乳磨牙	6个月	24个月	3年
下	中切牙	4个月	6个月	1.5年
	侧切牙	4.5个月	7个月	1.5年
	尖牙	5个月	16个月	3.25年
	第一乳磨牙	5个月	12个月	2.25年
	第二乳磨牙	6个月	20个月	3年

因此，孕妈妈在怀孕4～6个月，即乳牙胚开始形成硬组织的时候，如果发生严重营养障碍，有可能会影响肚子里宝宝牙齿的釉质发育。而即使宝宝牙齿萌出了，牙根完全发育成熟也需要一段时间，如果在牙根发育完毕之前，宝宝的牙齿就发生龋坏了，特别是如果龋坏侵及牙齿内部的牙髓时，牙医治疗的时候就必须要为尚未发育好的牙根考虑，因此治疗起来也就相对复杂一些了。

了解才能深爱。知道了牙齿宝宝的发育史，我们才能更好地呵护孩子的牙齿健康。在牙齿萌出的前后几年里，保护好宝宝们的小珍珠贝齿，守住龋齿进犯的第一道防线，是爸爸妈妈们的重任啊！

护牙小贴士

◇ 宝宝的全部乳牙牙胚和部分恒牙的牙胚，在妈妈怀孕期间就已经开始形成了。

◇ 乳牙的萌出时期大约从宝宝6个月到2岁多，而牙齿萌出后，牙根完全发育成熟还需要一段时间。

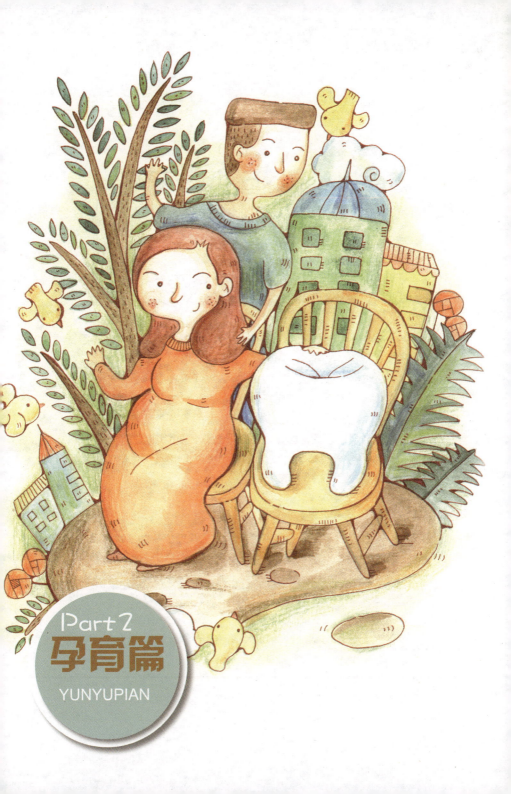

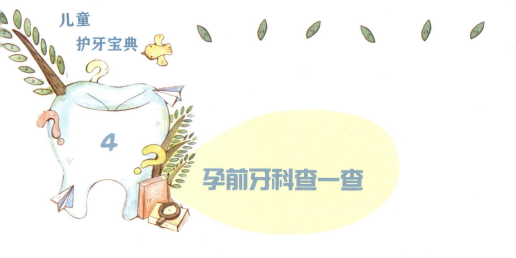

4 孕前牙科查一查

怀孕前还要做牙科检查？不少准备怀宝宝的妈妈们看到这个题目也许会很惊讶，但牙医们却经常遇到以下的情况。

有的孕妈妈孕前未治疗龋齿，在孕期发生急性牙痛，牙医因要顾及胎宝宝安全，在治疗时就不得不忌讳很多，用药选择范围也小了很多。有的孕妈妈担心药物对胎宝宝有影响，宁可忍着疼痛，不去治疗。但其实忍痛之时，机体内分泌的改变和孕妈妈情绪的波动，都会对胎宝宝有一定影响。孕妈妈牙痛不能进食，对胎宝宝的营养吸收也会有影响。还有的孕妈妈孕前未清洁牙齿，怀孕期间出现牙龈肿胀出血等牙龈炎症状，或者长出牙龈瘤，同样也对孕妈妈和胎宝宝的健康产生影响。有些牙周炎症甚至会导致孕妈妈反复流产。

身边一个个真实的病例正在不断地告诫我们：怀孕之前做好牙科检查和治疗，对孕妈妈和肚子里的宝宝是多么重要的一件事啊！

2009年由卫生部发布的《中国居民口腔健康指南》中明确指出，孕妇的口腔健康影响胎儿健康。充分的证据证明，孕妈妈患有牙周病可能会导致宝宝早产和出生时低体重，孕妈妈钙摄入不足会影响胎宝宝牙齿发育。因此，孕妈妈的口腔健康水平、全身健康和营养状况，对胎宝宝的生长，以及出生后的口腔健康与全身健康都会产生影响。

那么孕前的牙科检查到底从何时开始？又要检查哪些项目呢？

一般来说，备孕妈妈们全面的牙科检查可以在孕前 6 个月进行。主要检查备孕妈妈是否患有以下牙科疾患。

龋齿和牙髓炎

由于孕妈妈们饮食习惯、激素分泌及代谢水平的变化，比其他人更容易患龋齿。如果牙齿上的龋洞较深，在遇到冷热刺激后会引起不适，从而影响咀嚼功能，降低各种营养元素的摄入量。深龋进一步发展到牙髓炎，会导致牙齿疼痛，甚至半边脸肿痛。有些急性牙痛会令人辗转反侧、夜不能眠，严重影响孕妈妈们的睡眠和生活质量，最终可能影响胎宝宝的生长发育，同时也可能会影响胎宝宝牙齿的形成和钙化。因此，孕前若有龋齿，要尽早补牙，阻断龋齿的进一步发展。

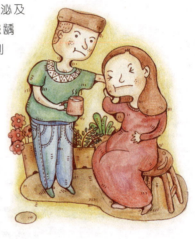

牙龈炎和牙周炎

孕妈妈们由于特殊的生理变化和生活习惯的改变，会增加牙龈炎及牙周炎的发生率。怀孕时，体内激素水平变化，免疫力降低，牙龈中血管增生，血管的通透性增强，牙齿周围的软组织对牙菌斑的局部刺激反应加重，从而导致牙周炎症，出现牙龈出血、牙龈增生、牙周浮肿、牙齿松动等现象。孕妈妈们如果有口腔炎症，即使只是牙龈炎，细菌也有可能进入血液，通过胎盘感染胎宝宝，引起早产。因此，孕前应进行牙周组织的检查和治疗，消除炎症，去除菌斑和牙结石等刺激因素，维持牙龈的"健康、和平、稳定"状态。

阻生智齿

智齿，指口腔中的第三磨牙，一般在 18～25 岁萌出。如果智齿的位置不正，牙冠全部或者部分埋伏在牙龈下方或者骨内，无法正常萌出，称之为阻生。由于智齿的位置在口内后部，不易清洁，菌斑堆积，会导致牙冠周围炎症的发生，可能会伴随周围组织的感染，从而引起面部组

儿童护牙宝典

织肿胀、开口困难、剧痛等，甚至会出现浑身发热等症状。孕妈妈的局部和全身感染很可能影响胎宝宝牙齿及身体各部位的发育。出现炎症，应当进行局部和全身的消炎处理，而给孕妈妈们使用抗生素又必须谨慎。因此，孕前要坚决拔除阻生智齿，避免在孕期出现智齿阻生引发的炎症。

残冠、残根

牙齿由于龋齿、牙髓炎等原因未做治疗，或治疗后出现折断而未及时就医，只剩下很小一部分牙齿，或只剩下牙根，这种残缺牙称为残冠和残根。孕妈妈们会因残冠、残根导致的根尖或周围炎症而出现牙痛或牙龈肿痛，严重者会出现化脓及全身发热症状。因此，孕前这些残冠、残根应尽早治疗或拔除。

为了孕妈妈们自身的健康和肚子里小宝宝的健康，备孕妈妈要在孕前做好牙科检查，并治疗可能需要处理的牙科问题，消除各种牙齿问题的"定时炸弹"。学会正确的刷牙方法，养成良好的刷牙、使用牙线的口腔清洁习惯。餐后及时用清水漱口，减少细菌及食物残渣的堆积，并定期去牙科进行检查。

孕妈妈不受牙病困扰，宝宝才能健康发育成长。给自己和宝宝一片安静舒适的天空吧！

护牙小贴士

◇ 孕前 6 个月应做全面的牙科检查。
◇ 有龋齿、牙龈炎、智齿等情况，应在孕前及时治疗。

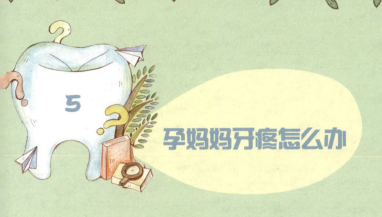

孕妈妈牙疼怎么办

怀孕是女性一生中的一个特殊阶段,良好的口腔健康对于孕妈妈和胎宝宝的全身健康是非常重要的,这在上文中我们已经提到了。

总体来说,孕妈妈由于怀孕带来的口腔方面的改变主要有如下三个方面:

(1)孕妈妈因为体内激素的变化,发生牙龈炎的可能性会增加。牙龈炎表现为牙龈红肿,刷牙容易出血。严重的还会出现牙齿周围骨质的破坏,牙齿松动。

(2)有的孕妈妈孕早期会反酸和呕吐,胃酸在口腔内滞留,酸性环境会增加龋齿发生的概率。

(3)孕妈妈因为进补次数多,牙齿上残留食物及患龋的概率也相对增加。

目前很多女性缺乏口腔保健方面的知识、孕前没有做常规的口腔检查、孕期也没有重视口腔健康,那么怀孕期间出现牙疼就不可避免了。

孕期发生牙疼最常见的原因是:智齿发炎、牙髓炎、牙根尖周炎症、牙龈炎或牙周炎。智齿发炎是由于食物滞留在智齿周围,未能彻底清洁而导致的智齿周围组织的炎症,表现为牙龈红肿、张不开嘴、触碰时疼痛等；牙髓炎或牙根尖周炎症会出现喝冷水或热水刺激疼痛，一阵阵自发性的疼痛或晚上睡眠时候痛醒，甚至半边脸肿起、疼痛不敢咬物；而牙龈炎或牙周炎则是由于孕妈妈没有注意口腔卫生，食物残渣和牙结石堆积，导致牙龈红肿出血，甚至牙周发生脓肿疼痛。

一旦出现孕期牙疼，孕妈妈和家人们一方面很着急不知道如何缓解疼痛，另一方面也对怀孕期间牙齿治疗的安全性表示怀疑，甚至一些专业牙医也认为牙齿治疗可能对胎宝宝有影响。医学文献显示，孕期的牙齿治疗不但是安全的，而且是必须的；不治疗反而是有害的，因为炎症中的一些炎性因子会有致畸作用或引起早产。

下面列出了孕妈妈对牙齿治疗最为关心的几个问题，来看看牙医的解答吧！

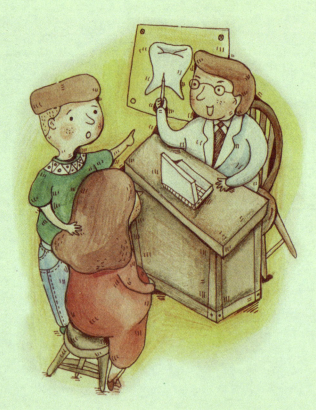

孕期拍牙齿X线片安全吗

胎宝宝对射线最敏感的阶段是孕妈妈孕期的4～6周。目前医学界普遍认为，超过10微西弗的辐射剂量可能对胎宝宝有风险，并且胎宝宝是在辐射的直接照射范围内，即对着孕妈妈们的肚子直接拍摄X线片。而牙科中用于诊断疾病的X线小牙片只有4微西弗，辐射剂量非常小。

做一个形象的比喻，拍9张牙片的辐射剂量才相当于坐飞机飞美国一趟在空中受到的辐射。而且拍摄X线片是投照在牙齿上，并不指向孕妈妈腹部，所以牙科X线片是相对安全的。

此外，牙医们还会做很好的防护措施，如让孕妈妈穿铅衣、戴铅围脖，用快速的数字成像技术可以最大限度地减少辐射暴露量。根据澳大利亚国家卫生医学研究委员会（NHMRC）文件，如果防护措施足够，孕期拍摄牙科X线片对胎宝宝的影响几乎可以忽略。

但从保护胎宝宝的角度出发，牙医们建议，若并非治疗需要，孕妈妈应尽量避免医疗辐射。关于牙科X线片的应用和辐射安全，后文"话说牙科X线片"（第88页）部分将会有详细介绍。

孕期治疗牙齿能用麻药吗

根据美国食品与药品监督管理局（FDA）的孕期用药分级，牙科用的麻药利多卡因是B类，即对孕妈妈和胎宝宝是安全的。在牙科治疗中使用麻药可以减少疼痛，缓解孕妈妈的紧张情绪。

孕期能用消炎药和止痛片吗

为了控制严重的孕期口腔感染和缓解疼痛，医生会开抗生素和止痛片，选择的药物必须是能改善孕妈妈的症状、保证胎宝宝的健康、且含有最少的毒性和副作用。根据美国FDA的安全用药指南，阿莫西林和青霉素是常用和安全的抗生素，禁止使用四环素类药物，因为它会引起牙齿的变色；扑热息痛是可以使用的相对较安全的止痛药，中文别名叫对乙酰胺基酚。

儿童护牙宝典

孕期能进行口腔治疗吗

在孕期的任何阶段都可以进行口腔的急诊处理,没有足够的证据证明它会对胎宝宝造成伤害。一般怀孕1~3月和7~9月时属于高危期,如果疼痛严重引起感染或没有经过医生的指导胡乱吃药,都会引起流产或早产。牙科治疗的理想阶段是在孕期的第二阶段,即孕4~6月。

亡羊补牢,为时未晚。孕期如果出现牙齿不适,应及时就医,牙医会根据孕妈妈具体情况给予适当的治疗。而最重要的是做好预防工作,不要忽视孕前和孕期的常规口腔检查和治疗哦!防患于未然,就可以避免孕期各种牙痛,也不用担心对胎宝宝有影响。

护牙小贴士

◇ 孕期进行牙科治疗,必要时可以拍摄牙科X线片。
◇ 孕期进行牙科治疗,必要时可以适当使用麻药。
◇ 孕期可以在医生指导下使用消炎药和止痛药。
◇ 孕期进行牙科治疗的适宜阶段是孕4~6月。

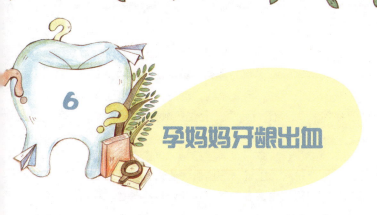

孕妈妈牙龈出血

怀孕5个月的孕妈妈啃苹果吃，可是刚咬一口，哎呀，苹果上怎么有红色的血迹？对着镜子一照，才发现自己的牙龈又红又肿，还在渗血。这是怎么回事呢？为什么有些怀孕的妈妈在孕期会出现牙龈出血的现象呢？为什么怀孕前从来没有，或者只是偶尔的刷牙出血，而怀孕之后一触碰就出血呢？

为什么孕妈妈容易牙龈出血

如果我们的牙齿周围堆积了食物残渣和细菌形成的牙菌斑，就如同房子周围堆积了垃圾。如果没有及时清理干净，这些垃圾就容易变成厚厚的牙结石，刺激牙龈产生炎症，这时牙龈就会出血。

年轻女性通常爱干净，口腔卫生习惯尚可，牙龈出血的现象比较少见。但在怀孕期间，女性身体内性激素水平发生改变，牙龈是女性激素的靶器官，因此女性激素的变化会通过牙龈表现出来。妊娠时血液里的孕酮水平增高，这使得毛细血管扩张充血，血管通透性增加，炎症细胞和液体渗出增加，加重了牙菌斑所引起的炎症反应，使牙龈更加敏感，即比正常人的牙龈更容易"生病"，从而易发生妊娠期牙龈炎，表现为牙龈充血肿胀、轻触即出血等。

此外，孕妈妈的饮食结构较孕前有所改变，进食次数也会比孕前多。若不注意保持口腔卫生，很容易导致菌斑堆积，引发牙龈炎及其他口腔疾患。

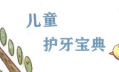

妊娠期牙龈炎有哪些症状

患妊娠期牙龈炎的孕妈妈通常在孕前即有不同程度的牙龈炎,从妊娠2～3个月后开始表现明显,至8个月达到高峰,且与血中孕酮水平相一致。分娩后约2个月,牙龈炎可减轻至孕前水平。

孕期牙龈出血可发生在少数牙或者全口牙,以前牙区为重。牙龈为鲜红或暗红色,有些严重者,出现牙龈肿胀、肥大,轻轻触碰即出血,孕妈妈吮吸或进食时也容易出血。一般无疼痛,但严重者牙龈边缘可有溃疡形成,有轻微疼痛感。

有些严重妊娠期牙龈炎会发展成牙龈瘤,即牙龈边缘出现牙龈包块,极易出血,妨碍孕妈妈进食或易咬破出血感染。孕妈妈分娩后,牙龈瘤会逐渐减小,但如果不去除牙结石等刺激因素是没法完全消除的,有的甚至需要手术切除。

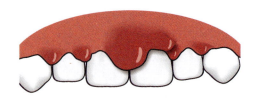

孕妈妈牙龈出血怎么办

孕妈妈发现牙龈出血时,请到专业的牙科机构就诊。

医生会去除那些刺激牙龈的因素,如牙结石、牙菌斑,即通常我们说的"洗牙",并去除口内可能存在的不良假牙。肿胀的牙龈需要使用安全的药物进行冲洗消炎。

治疗中医生会尽量避免使用抗生素等全身药物治疗,以免影响胎宝宝发育。

孕妈妈更要学会如何正确刷牙,如何使用牙线等清洁工具,学会维护口腔卫生、严格控制菌斑。如果孕前进行口腔检查并处理相应疾患，牙龈出血的概率就会小很多、程度也会轻很多啦！

护牙小贴士

◇ 孕期由于激素水平和饮食变化，牙龈容易出血，或发生牙龈瘤，孕妈妈应更加注意口腔清洁。

◇ 孕期出现牙龈出血或牙龈瘤，应及时进行检查治疗。

儿童
护牙宝典

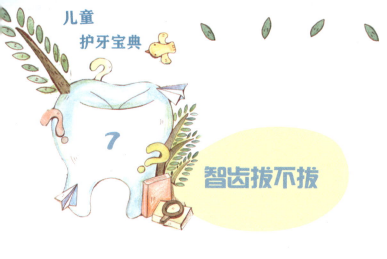

智齿拔不拔

一位准备怀孕的女士，在计划要孩子之前进行了口腔检查。牙医告诉她，她的口内有颗智齿，应该拔掉。这位女士很疑惑："我又没有牙痛，为什么要把好端端的牙齿拔掉呢？"这个问题要从什么是智齿说起。

智齿是指第三磨牙，又名智慧齿，它位于口腔内上下每侧牙列的最末端。智齿一般在人类 18 岁到 25 岁期间长出，此时人的身心发育接近成熟，被看作是"智慧到来"的象征，因此而得名。

有些人的智齿能够顺利萌出。然而，更多人智齿的萌出却异常艰难，并伴随着疼痛不适。原因何在呢？

由于人类的进化，进食的食物逐渐精细，颌骨逐渐退化缩小，而牙齿数目并没有改变，所以留给智齿萌出的空间就不够。由于软组织或颌骨的阻碍，智齿无法正常萌出。有些智齿天生"调皮"，在颌骨内的位置也各种各样，歪着长、横着长、甚至头朝下脚朝上长，这些姿势不正常的智齿也无法萌出。这些无法正常萌出的智齿，我们称之为"阻生智齿"。下图是各种姿势的阻生智齿。

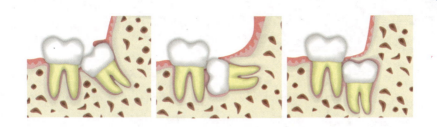

上面三幅图中右边那颗姿势各异的牙齿就是智齿,我们可以看到它们或歪、或横、或竖。在这些智齿周围,形成一个卫生死角,食物残渣容易滞留于此,清洁不彻底就会引起"智齿冠周炎",即智齿周围的软组织发生疼痛肿胀。有时食物长期残留、未清洁干净,导致智齿和它前面相邻的牙齿龋坏,甚至牙髓发炎,引起疼痛。由于一颗智齿造成了两颗牙齿龋坏而不得不拔除两颗牙的情况并不少见。如果炎症控制不及时,甚至会扩散至面部,引起面部肿胀,严重者波及颅内,危及生命。而有些智齿,可能初长时并不会产生不适感,比如埋伏在骨内的那种,但却像颗定时炸弹,可能会产生各种后果,如形成囊肿。

综上所述,我们可以列数阻生智齿的"几宗罪"。

第一,智齿会因为无法得到彻底清洁而自身龋坏。

第二,智齿周围不易清洁,食物和菌斑长期滞留,会造成牙龈红肿甚至引起周边组织的感染,发生"智齿冠周炎"。

第三,智齿可能导致前方相邻牙齿发生食物嵌塞,影响牙周健康的同时也造成前方牙齿的龋坏。

第四,骨内无法萌出的智齿,可能是颗"定时炸弹"。

孕妈妈由于生理性变化,机体的抵抗力下降,牙齿更容易出现问题。所以,孕妈妈应在孕前进行口腔检查,发现阻生智齿,及时拔除,以免后患。

如果孕前没有做好预防，在孕期智齿出现了疼痛不适，那就只能做以下的对症处理了。

轻微的智齿冠炎症，孕妈妈需要到专业口腔诊疗机构进行智齿周围冲洗，并保持口腔内的清洁环境，以控制炎症继续扩散。如因阻生智齿引起食物嵌塞而产生龋坏，应及时补牙，避免龋坏进一步扩展。如已发生牙髓炎根尖周炎，应酌情进行治疗，孕期 4～6 月份比较安全。如果炎症已扩散，导致面部肿胀，医生会给予不影响孕妈妈及胎宝宝的抗生素进行消炎治疗。炎症缓解后，再对智齿进行相应治疗。

如果牙医告诉你，你的智齿无法正常萌出，需要拔掉智齿，请不必犹豫。长痛不如短痛，快刀斩乱麻般果断行动吧！

护牙小贴士

◇ 多数智齿不能正常顺利萌出，这种阻生智齿，应尽早拔除。

◇ 阻生智齿会引起牙龈、牙周发炎、龋齿等问题。

◇ 孕期出现智齿引起的牙科问题，应尽早到专业口腔医疗机构治疗。

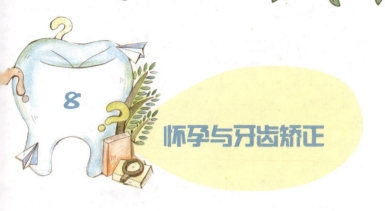

怀孕与牙齿矫正

随着人们牙齿保健意识和美观意识的提高,越来越多的孕妈妈在考虑牙齿矫正的问题了。但是,由于孕期的特殊情况,孕妈妈难免会犹豫:怀孕期间矫正牙齿对身体有无危害?来听听牙医的解析吧!

这其实是三个问题:1. 我想矫正,也想要孩子,怎么办? 2. 我矫正还没结束,但怀孕了,怎么办? 3. 我已经怀孕了,想矫正,怎么办?

我想矫正,矫正期间想要孩子,可以吗

让我们先看看怀孕期间孕妈妈身体会发生哪些变化吧。首先,雌激素水平升高,如果牙齿清洁不良,患妊娠期牙龈炎的风险增加。其次,怀孕期间身体的代谢、血液循环、免疫系统都发生了改变,部分人会出现情绪的波动,牙齿矫正的不适感可能会加重身体和心理负担。另外,矫正期间为了治疗的需要,有时需要进行拍X线片、拔牙等操作,这些在孕期都是不适合的。所以,虽然没有绝对的禁忌症,牙医的建议还是:怀孕与矫正,选其一吧。

矫正期间怀孕了怎么办

我们查阅文献发现这样的例子比较常见,基本上不会对怀孕有影响。但要注意以下几点:1. 保持好口腔卫生,避免牙龈炎的发生;2. 在怀孕的早期和后期暂停矫治,中期可以继续;3. 治疗中避免进行侵入性或风险性操作,如拔牙、种植钉植入、拍摄X线片等;4. 保持良好的心态,加强营养。

儿童护牙宝典

当然,现在有一些隐形矫治器,如"隐适美",这种矫治器可以自行取下,牙齿清洁不会因为戴用牙套受影响,因此,患牙龈炎的风险大大降低。同时这种矫治器力量柔和,基本没有明显的疼痛不适感,使得孕期矫正更安全舒适。如果您一定要怀孕和矫正两者兼顾或者踌躇不定,就选择隐形矫治器吧,这样即使在矫正期间怀孕亦不会造成大的影响。当然,目前这种矫治器并不适合所有病例,需要先咨询专业的牙齿正畸医生。

我已经怀孕了,想矫正,怎么办

如果您已经怀孕了,就不要着急进行牙齿矫正了,因为在矫正之前医生通常需要拍摄X线片来协助制订矫治方案,虽然辐射的影响不大,但还是尽量避免吧。有些矫正病例需要拔牙,怀孕期间也是不适合的。

总之,遇到问题或者在尚未遇到问题的时候,咨询牙医,未雨绸缪,就可使一切尽在掌握中!

护牙小贴士

◇ 怀孕与矫正不是完全矛盾的事,但为了健康,尽量不要同时进行。

◇ 矫正期间若发现怀孕,应及时告诉医生,医生会酌情安排治疗进程。

◇ 怀孕期间,一般不宜开始做牙齿矫正。

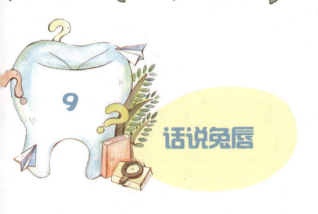

话说兔唇

民间曾有种说法,孕妈妈不能吃兔肉,以免宝宝患上兔唇。对于这种说法,现在的爸爸妈妈们自然都能明白是不科学、无依据的,可是多少还是心存芥蒂。到底兔唇是什么原因引起的?这里,我们就来揭秘一下吧!

什么是兔唇

兔唇,医学上称之为先天性唇裂,严重的唇裂还伴随不同程度的腭裂、牙槽骨裂开。先天性唇腭裂是严重的出生缺陷。中国唇腭裂发生率约为1.625‰,即每1000个新生儿中,有1.6个孩子出现唇腭裂畸形。以人口出生量1600万/年计算,每年的唇腭裂新生儿约有26000例,真实的数据可能会更高。下图分别是三种类型的唇裂和两种不同类型的腭裂。

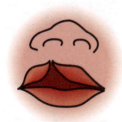 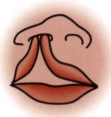 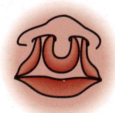

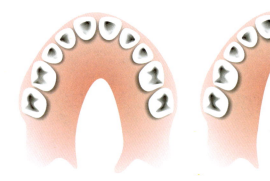

遗传是唇腭裂发生的一个原因,如果孩子的父母亲有唇腭裂的家族史,则孩子出现唇腭裂的可能性会显著增加。对于没有遗传史的孩子,妈妈妊娠期营养缺乏、内分泌异常、有用药史或病毒感染等,也可能导致唇腭裂的发生。

宝宝口腔和面部的发育开始于胚胎孕育的第三周,也就是孕妈妈末次月经后的第5~6周。整个发育的过程好似一只无形的手在玩拼图游戏:面部由三大块"陆地"拼成,它们在发育过程中逐渐分化、增大,最后融合在一起。如果在发育过程中受某些因素的影响,如营养缺乏,使各部分的正常发育及相互融合受到干扰,"大陆"之间无法连接,则可能出现相应的裂口,形成单侧或双侧的唇裂、腭裂。所以,孕妈妈们在怀孕头一两个月内要注意保护好自己,减少引起胚胎发育障碍的因素,降低唇腭裂的发生率。

我们知道了唇腭裂是宝宝胚胎发育时候的障碍和异常所致,与是否吃兔肉没有关系。那么,如果宝宝出生时发现了唇腭裂,如何治疗呢?

唇腭裂的治疗

唇腭裂的治疗是一项时间跨度长、内容涵盖多、技术含量高的系统工程,不仅包括口内外软组织和硬组织的分期修复,还包括牙齿的修复、颌面整形手术及语音训练等,仅凭口腔颌面外科医生是无法完成的。

一个有效的唇腭裂序列治疗组至少应由口腔颌面外科医生、正畸科医生和语音病理学医生组成。更全面的治疗组还应该包括儿科医生、耳鼻喉科医生、修复科医生、儿童牙病科医生、社会工作者等多学科的专家通力合作，在孩子发育的不同阶段，承担各自的工作，一起帮助唇腭裂的孩子同正常人一样学习、生活和工作。

先天性唇腭裂可能合并其他器官畸形。所以出现唇腭裂的孩子一定要积极配合医生进行进一步的检查，排除合并畸形的存在。在所有合并畸形中，先天性心脏病最常见，颌面部畸形和骨骼肌肉系统是次常见的合并畸形，神经系统畸形也较常见，包括智力障碍、脑积水、脑膜膨出等。

唇腭裂孩子的喂养和口腔护理

对于唇腭裂孩子，家长们应注意合理安全地喂养，尽可能避免出现呛咳、吸吮困难等情况。

选择合适的进食器具，如特制奶嘴、奶瓶，帮助吸吮力弱的宝宝轻松吸奶，且方便观察喂奶量。

轻度唇裂，可选择一般十字形开口的奶嘴。宝宝不易被呛到。对于重度唇腭裂新生儿，可用一次性注射器滴入喂养，根据宝宝吞咽能力缓慢均匀滴入奶液。喂奶时要用手指堵住宝宝唇裂部位，帮助唇部闭合。

用奶瓶喂养时，奶嘴要朝向正常的腭部，不要朝向腭裂的部位，以避免乳汁反流、空气吞食及鼻腔黏膜受伤。使用汤匙喂养时，采取少量多次和缓慢进食的方式。母乳卧位喂奶时切忌平躺，以免引起呛咳及逆行性中耳炎。腭裂严重者采用挤喂方式，使奶液缓慢进入宝宝口腔。

用奶瓶喂养时要尽量使宝宝的下颌贴向胸部，以改善吸吮效果，减少进入胃内的空气。宝宝吸吮时会有较多空气进入胃内，可时常拍宝宝背部，让其打嗝，以排出过多的空气。食物从鼻部返流时，应暂停喂食，待宝宝咳嗽或打喷嚏后再继续喂食。

唇腭裂宝宝，尤其要注意口腔卫生，因为腭裂未修复前，食物会停留在裂隙处，可用棉签及时将卡在腭裂部位的奶瓣或食物清除。在孩子出牙前，每次进食后，坚持用干净温湿纱布轻拭口腔。孩子出牙以后，用软毛牙刷帮孩子刷牙，以免由于裂隙食物难以清洁，引发龋齿及牙龈牙周炎症。

唇腭裂的宝宝，需要爸爸妈妈和全社会共同的关心、关爱，帮助他（她）们健康成长。

护牙小贴士

◇ 兔唇，即唇腭裂，是宝宝胚胎发育障碍所致的一种出生缺陷。

◇ 遗传是唇腭裂的发病原因之一，孕妈妈营养缺乏、病毒感染等也会导致唇腭裂的发生。

◇ 唇腭裂可以治疗修复，包括软硬组织的修复、牙齿的修复、颌面整形手术以及语音训练等。

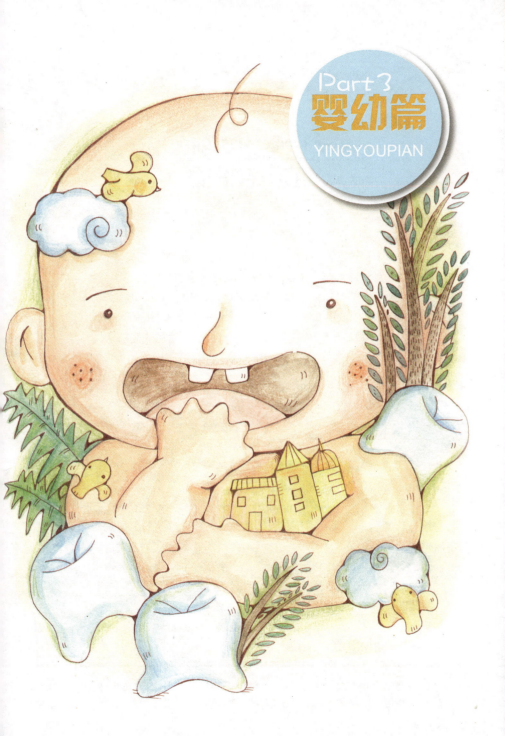

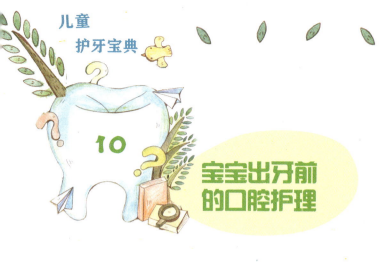

宝宝出牙前的口腔护理

宝贝的呱呱落地，给爸爸妈妈和一家人带来了无限的欣喜和欢乐。有了家庭新成员之后，爸爸妈妈们的生活也随之忙碌起来。每天和宝宝说话、唱摇篮曲，给宝宝洗脸、洗手、洗澡，看着宝贝一天一个模样地长大。可是，在每日的清洁护理中，你们有没有想过给孩子清洁口腔呢？

宝宝通常在出生后6～8个月开始长牙，有的宝宝甚至到1岁才长牙。在这半年到一年的时间内，宝宝的口腔也是需要清洁的。

牙医们建议，在宝宝喝奶、竖抱、拍嗝之后，爸爸妈妈们可以用干净、温湿的纱布或擦巾轻轻擦拭宝宝口腔，顺着上下牙床，去除宝宝口内残余的奶水或食物。对宝宝牙龈的清洗和按摩，也会缓解宝宝长牙前的不适。擦洗口腔时，让宝宝躺在你的膝盖上，头靠近你的胸，这样可以很好观察宝宝的口内情况。这些干净纱布或擦巾可以购买一次性的，也可以蒸汽消毒或开水煮沸消毒后反复使用。大一些的宝宝也可以用干净的指套牙刷进行清洁。每日口腔清洁的时间最好固定下来，这样有利于孩子形成习惯，比如每晚洗澡喝奶之后。

刚开始可能会有点困难，但这样的清洁习惯一旦养成，宝宝对以后的刷牙、使用牙线等措施就很容易接受了，也会乐于享受这样每日与爸爸妈妈的亲密接触时光。这样的每日口腔护理，也利于爸爸妈妈们观察宝宝口腔内的变化。

婴儿容易发生的口腔黏膜问题，主要是白色念珠菌感染，俗称"鹅口疮"、"雪口"。这是一种真菌感染性疾病。新生儿和6个月内的婴儿容易罹患此病。原因是分娩或哺乳用具的感染，加之婴儿的抵抗力弱，唾液分泌少，更有利于白色念珠菌的滋生。宝宝的舌头、唇颊黏膜等处可见白色的点状或片状的白斑。全身症状不明显，但拒食和啼哭比较常见。对于鹅口疮，医生会给予涂擦的药物，阻止并杀灭念珠菌。家长也要注意宝宝的口腔卫生和哺乳用具的清洁消毒，母乳喂养的妈妈要经常清洁乳头、勤换衣服。

宝宝牙齿萌出之前的口腔护理是新爸爸新妈妈们很容易忽视的事情。关爱孩子，请重视孩子的口腔护理，从一点一滴做起吧！

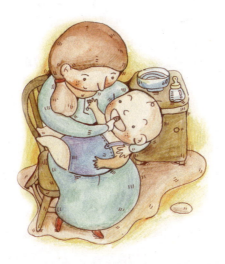

护牙小贴士

◇ 宝宝出牙前也需要做口腔清洁工作。
◇ 养成良好的口腔清洁习惯，对以后刷牙习惯的养成大有帮助。
◇ 要注意预防真菌感染。

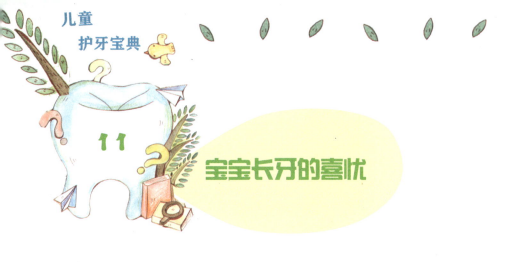

宝宝长牙的喜忧

宝宝最近一段时间好像流口水更多了；宝宝最近老是吃手；宝宝最近好像比较烦躁；宝宝这几天有低烧啊……

妈妈焦急地围着宝宝忙碌了几天，突然激动地发现，哎呀，不知何时，宝宝嘴里冒出了第一颗牙！宝宝长牙了！妈妈欣喜着孩子的每一点成长和变化，同时也疑惑：那些流口水啊，吃手啊，烦躁啊，低烧啊，是不是就是为了牙齿的萌出而做的准备呢？

确实，有些宝宝在长牙期间可能会伴随以下症状。

啃咬

宝宝似乎很爱啃咬东西，吃手，抓起东西就往嘴里放，连爸爸妈妈的手也不放过。这不是宝宝在故意咬人，而是啃咬摩擦牙龈可以让宝宝觉得牙龈舒服一些。爸爸妈妈们要注意了，常给宝宝洗手，保持干净，以免细菌从口而入。啃咬清凉的牙胶牙棒，也对缓解宝宝牙龈不适有一些帮助。

流口水

宝宝口水特别多。由于牙齿萌出可能会刺激神经产生更多的唾液，而宝宝的口底浅，吞咽功能也不完善，唾液容易流出。宝宝口腔周围的皮肤如果长期受口水浸泡，可能会出现皮疹或皮肤粗糙现象。爸爸妈妈们要及时用干净的棉布给宝宝擦拭。这种现象，随着宝宝牙齿的萌出和口底的生理性加深会自行消失。

易怒

出牙的不适可能会让宝宝情绪不稳定,有些烦躁易怒。妈妈们需要更加温柔耐心地陪伴宝宝度过这一阶段。

发烧

宝宝在出牙那几日可能会发烧,但通常不会超过38.8℃。爸爸妈妈们要注意监测孩子的体温,给宝宝多喂水。

面部红疹

有些宝宝面部会出现红疹,要注意与其他疾病相关红疹相鉴别。保持面部的清洁卫生。

食欲减退

由于牙齿萌出,口腔内有不适感,宝宝可能会食欲减退。妈妈们可以适当调整下饮食,给宝宝进食清淡、质软、温凉的食物。

此外,有些宝宝在出牙几日还会出现喜欢拉扯耳朵、睡觉易惊醒、吮吸手指、腹泻、大便稀松等表现。

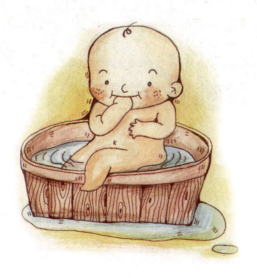

儿童护牙宝典

牙齿萌出时为什么会伴随这些症状呢？有研究认为，出牙时候的这些症状可能与出牙时期的牙龈龈沟内分泌出的细胞因子水平相关。但也有不少研究发现，上述这些症状并非与出牙紧密相关。因此，家长或医生在发现宝宝出现上述这些症状时，要首先排除宝宝身体其他方面可能存在的问题，以免延误病情。出牙引起的不适，通常在牙齿萌出后就消退了。值得注意的是，还有很多宝宝在长牙阶段是没有任何不适症状的。

此外，还有一种偶然的现象，就是在乳牙（通常是乳磨牙）萌出时，牙冠上方覆盖的牙龈可能红肿不适，特别是在口腔卫生不良的情况下，有时候甚至引起发炎，需要找牙医检查并给予适当处理，使牙齿能够顺利萌出。

乳牙萌出，是宝宝生长发育的一个重要标志和阶段，意味着宝宝可以开始用牙齿咀嚼食物了，也是宝宝开始学习咀嚼的前提条件。爸爸妈妈们，细心呵护并陪伴宝宝度过这富有纪念意义的出牙日子吧！

护牙小贴士

◇ 宝宝长牙前几天或长牙期间，可能伴随喜欢啃咬、流口水、发热等现象。
◇ 长牙引起的不适，随着牙齿萌出就慢慢消失了。
◇ 宝宝长牙期间，要注意口腔清洁，预防萌出性牙龈炎。

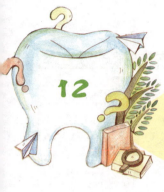

乳牙"发芽"的时间和顺序

宝宝长牙了,看着他(她)花瓣般娇嫩的小嘴里萌出一颗颗珍珠般的小牙齿,看着宝宝吃起东西来狼吞虎咽、格外有力的小模样,妈妈们心都软得化了吧。那么,你知道宝宝嘴里一颗颗即将"发芽"的洁白牙齿的萌出时间和顺序吗?

萌出时间

宝宝的第一颗牙齿通常在出生后 7~8 个月的时候萌出。但这个数字只是个平均值,有的宝宝可以提早到 4 个月就长牙,有的宝宝 1 周岁以后才冒出第一颗牙齿。这些都是正常的,爸爸妈妈们不用担心。3 周岁以上的宝宝,如果发现乳牙尚未全部萌出,则需进一步检查是否先天缺少牙胚,或者牙齿萌出是否有阻碍。全口或多数乳牙萌出过迟或萌出困难,多与全身因素有关,比如佝偻病、甲状腺功能低下、全身营养缺乏等。所以,只要孩子身体健康,稍微早一点或晚一点长牙都不用担心。

下表是乳牙萌出的平均时间以及 70% 的宝宝牙齿的萌出时间范围。本表乳牙萌出时间与前文(第 22 页)因调查人群不同稍有差异。看起来可能觉得有点复杂,其实只要记住宝宝大致 6 个月以后开始长牙,到 2 岁半 20 颗乳牙全部长齐就可以啦!

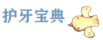

乳牙萌出时间（月）的分布

牙位	平均萌出时间（月）	70%萌出时间范围（月）
下中切牙	8	6～9
上中切牙	10	8～11
上侧切牙	12	10～13
下侧切牙	12	11～14
上颌第一乳磨牙	15	13～16
下颌第一乳磨牙	16	14～17
下尖牙	18	16～19
上尖牙	18	17～20
上颌第二乳磨牙	26	24～28
下颌第二乳磨牙	26	24～28

萌出顺序

乳牙萌出的顺序有个大致的规律，即"中间向两边，一二四三五，左右相对称，先下再上数"。

"中间向两边"指的是正中的门牙最先萌出，然后两边的牙齿按照从前向后的顺序，陆陆续续长出。

"一二四三五"是指从前向后萌出的顺序并不是直接地从正中第一颗，按照"一二三四五"的顺序到第五颗，而是按照"一二四三五"的顺序，即位于第四位的第一乳磨牙要比第三位的尖牙更早萌出。

"左右相对称"即左右的同名牙几乎同时对称性地萌出。

"先下再上数"即通常下颌同名牙比上颌同名牙先萌出，但有些牙齿也有例外，比如上颌侧切牙有时就比下颌侧切牙早萌出。

爸爸妈妈们请记住，这些规律都只是大致的规律，孩子不是可以复制的模板，牙齿的萌出也存在很大的个体差异，受许多因素的影响，比如遗传因素、种族性别、营养疾病、地区差异等等。只要整个生长趋势符合规律，个别牙齿的萌出顺序略有差异，都是正常的。

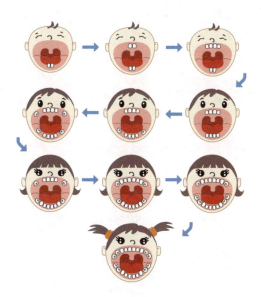

护牙小贴士

◇ 宝宝大约 6～8 个月开始长牙，到 2 岁半左右 20 颗乳牙全部萌出。

◇ 乳牙萌出的顺序：中间向两边，一二四三五，左右相对称，先下再上数。

◇ 牙齿的萌出存在个体差异，只要整个生长趋势符合规律，个别牙齿的萌出略有不同，都是正常的。

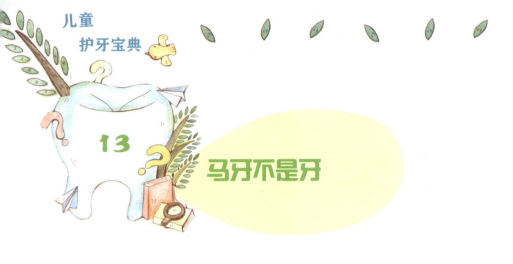

马牙不是牙

有些宝宝在刚出生几天,爸爸妈妈或者医生护士会发现宝宝口内有小白点,好像牙齿冒了尖。奇怪,怎么刚出生的小宝宝就长牙了?这一个个小白点是不是牙齿呢?要回答这些问题,首先让我们再次复习一下牙齿的发育过程吧。

在"牙宝宝的发育史"里,我们提到过,牙齿是由生长在颌骨内的牙胚发育而来的。而牙胚是由胎宝宝口内的牙板下沉形成的一个个"葡萄"演化而来。一个"葡萄"就是一个牙胚,牙胚发育形成牙釉质牙本质等结构,发育到一定阶段牙齿就会从牙龈处萌出了。在牙胚形成的过程中,如果牙板上有个别"调皮"的细胞不肯加入左右两边任何一个"葡萄"牙胚的大营而独自安营扎寨的话,那么它们就将逐渐分化演变成白色的一个个小米粒状角化物,在宝宝的牙龈处萌出。这就是俗称的"马牙"。所以,马牙并不是正常的牙齿,而是分化异常的角化物。

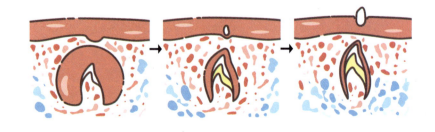

马牙并没有什么危害，通常情况下，不需要治疗，会自行脱落，其余乳牙都会正常萌出。有些家长会用针尖去挑，或者用纱布使劲擦，想去除马牙。这是非常危险的，会造成局部感染。

此外，有的宝宝在出生时或出生后不久，口内确实有正常形态的牙齿长出，这样的小白牙是过早萌出的乳牙，而不是马牙，通常发生在下颌切牙。这种情况下如何处理这颗牙呢？如果这颗早萌牙松动严重，可能会脱落被误吸入气管，牙医们通常会建议拔除这颗早萌牙。如果牙齿没有松动，可以不做任何处理。如果牙齿边缘尖锐，影响了宝宝吃奶或造成舌底溃疡，牙医会将锐利边缘调磨圆钝，减少对宝宝舌底组织的刺激。

不论是马牙还是早萌牙，家长在发现宝宝口腔内有白点冒出时，一定要记住请牙医检查确认，不要自行处理。

护牙小贴士

◇ 马牙不是正常的牙齿，而是分化异常的角化物。
◇ 马牙不需要治疗，通常可以自行脱落。
◇ 是马牙还是早萌牙，请牙医来检查。

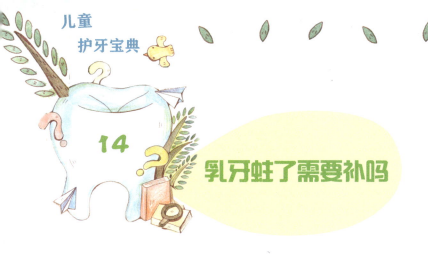

14 乳牙蛀了需要补吗

"乳牙反正都要换牙的,还需要补吗?"
"乳牙蛀了就蛀了,等换了新牙就好了。"
"孩子这么小,补什么牙?去医院受罪啊!"

不少爸爸妈妈有以上这些想法,或者听爷爷奶奶外公外婆邻居大妈大爷这么说。可是,真是如此吗?

蛀牙,医学上称为龋齿,是由于食物在牙齿表面存留,驻扎在牙齿上的细菌会分解这些食物而产生酸,这些酸会腐蚀牙齿的硬组织,使其脱矿(即牙齿内部的钙磷流失,牙齿硬度降低),继而软化腐烂,最终牙体崩解形成龋洞。若继续发展下去,龋洞会越来越大,侵及这颗牙齿的神经血管所在的牙髓腔。一旦牙髓腔内的牙髓(即牙齿内部的神经血管)受到细菌感染,将会慢慢出现牙齿疼痛不适,甚至牙根化脓,面部肿胀,最后牙齿烂光、脱落。最早的龋齿可能发生在宝宝1岁之前,乳牙刚萌出不久。据报道,2岁宝宝的乳牙龋齿发病率在20%左右,5岁孩子的龋齿发生率在67%。在学龄前儿童中,龋齿的发生率如此之高,令人惊叹!乳牙在6岁以后会逐渐脱落,新牙会逐渐萌出。那么,这些终将要脱落的龋坏乳牙,需不需要补呢?

首先来看看右边这张图吧。

图中黑色的都是龋坏的牙齿，牙齿形态严重破坏，食物会嵌塞卡在洞内，压迫髓腔内的牙神经，引起疼痛，吃不了饭。如果您的孩子不爱吃饭，食物经常卡在牙缝里，您要仔细看看孩子嘴里是否有蛀牙？有些蛀牙不但引起食物嵌塞，还会引起牙髓发炎。孩子半夜痛醒，无法入睡。有的蛀牙已经破损到只剩残存的牙根，这些发炎的牙根会穿破牙龈，刺伤嘴唇或脸颊部软组织，造成溃疡糜烂。严重的蛀牙发炎化脓，面部肿胀，不得不住院治疗。此外，蛀牙也可能成为病灶，病菌随血液流动，引发全身其他组织器官的感染。虽然这种全身感染的概率比较小，但这样的案例总是时有报道。

除了疼痛感染之外，牙齿不好必将影响孩子的进食和咀嚼效率。吃饭吃不好，营养跟不上，生长发育都会受到影响，全身抵抗力下降。此外，门牙龋齿发黑，影响形象，孩子不敢张嘴笑，怕小朋友们笑话他（她）黑牙齿、没牙齿，变得胆小不爱说话，不敢张嘴大笑，严重的甚至会出现自闭症状，影响孩子心理健康。不光如此，龋齿导致的牙齿缺损对语言学习阶段孩子的发音也有影响！

也许有些家长认为，乳牙龋齿是不好，只要换了新牙就好了。实际上，乳牙龋坏严重，会危害到尚未萌出的恒牙。再来看张图吧！

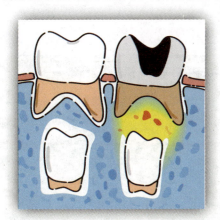

从图中，我们可以看到，新牙的牙胚就生长在颌骨内乳牙牙根的下方。当乳牙上出现龋洞，进而发生牙齿根尖周围炎症时，牙根周围积聚炎性物质，甚至发生脓肿，而新牙的牙胚就一直生活在炎症和脓液的环境中！

儿童护牙宝典

新牙胚在如此恶劣环境中挣扎生存,新牙的发育就会受到影响,比如新牙釉质发育不良、新牙异位萌出等。

此外,乳牙龋坏不治疗,牙体崩解,孩子未到换牙年龄乳牙就过早脱落,这会导致乳牙下方的新牙过早萌出。这种早萌牙的牙根尚未发育好,牙根短小甚至没有牙根,萌出后可能松动脱落。而且,当乳牙龋坏过早脱落,而下方的恒牙尚未萌出,这个空位置就会被两边相邻的牙齿占据,恒牙要萌出时就没有足够的空间了,只能歪斜着从侧方萌出,牙齿肯定就排列不齐啦!

乳前牙大范围龋坏缺损的孩子无法用前牙咬物,用进废退,颌骨的发育会受到影响,可能导致上颌骨发育不足。这样的话,不光是牙列发育、咬合功能受到影响,孩子的面形也不好看了。

总之,乳牙龋坏,可能会导致孩子疼痛不适,影响正常咀嚼和全身健康、影响美观、影响新牙的发育和萌出、影响颌骨的发育,甚至会影响到孩子的发音和心理。如果不能及早发现龋齿,及早补牙治疗,任其发展下去,龋齿给孩子带来的痛苦和伤害只会越来越大。可见,乳牙蛀了一定要抓紧修补。关于蛀牙的具体原因、元凶,如何预防、治疗蛀牙,后文都会一一讲述,请继续翻开下一页吧!

护牙小贴士

◇ 乳牙龋齿会造成食物嵌塞,继续进展下去会导致牙髓发炎、牙根尖周围炎症,出现牙痛或长脓包的现象。

◇ 乳牙龋齿会影响孩子进食,影响孩子的营养摄入和全身发育。

◇ 乳牙牙根周围炎症会影响恒牙牙胚的生长发育和萌出,甚至影响颌骨的发育。

◇ 乳牙龋齿会给孩子的发音和心理带来负面影响。

◇ 发现乳牙龋齿,应尽早治疗。

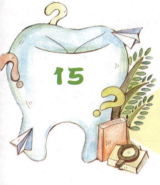

谁是蛀牙的罪魁祸首

很少吃甜食,为什么还有蛀牙?有的人不怎么刷牙,为什么没有蛀牙?我满口蛀牙,孩子会不会也是这样啊?在回答这些问题之前,让我们先来揭秘一下蛀牙的罪魁祸首吧!

早在公元前14世纪我国殷商时期,甲骨文中就记载了象形字"龋",用牙齿上的一个小虫来表示蛀牙,这是世界医学史上有关龋齿的最早记载。在西方,约2000年前的罗马帝国时代及中世纪时代,人们也一直认为蛀牙是牙虫(tooth worm)咬噬牙齿的结果,所以对于蛀牙的治疗就是驱使牙虫从龋洞中钻出来。直到18世纪,医生们才开始质疑牙虫的存在。19世纪细菌的发现揭开了蛀牙(龋病)病因的新篇章。

现在科学家们证实,人体口腔内存在的某些细菌容易驻扎在牙齿表面,而且有产酸耐酸的特性,我们称之为致龋菌。致龋菌在牙齿表面形成一层膜,也就是"牙菌斑"。牙菌斑就是细菌们的房子,在房子里它们可以肆无忌惮地把牙齿上的食物分解,从而产生酸。

累积在牙齿表面的酸会造成牙齿硬组织脱矿,钙、磷等离子游离出来,牙齿硬度降低,牙齿逐渐崩解形成龋洞,也就是蛀牙。龋洞深达牙髓(也就是通常说的牙神经),造成牙髓感染引发疼痛,继续波及根尖会造成根尖周围炎症,甚至面部肿胀。

值得注意的是,这些致龋菌在每个人口腔内的含量不一,其数量水

儿童护牙宝典

平与龋齿的发生率呈正比关系。因此,口腔中致龋菌数量的检测成为龋病发生率预测的一种方法。医生们将受试者的唾液送到实验室,通过检测出的细菌含量,判断受测者的龋病易感性,区分龋病易发的高危人群和不易发的低危人群,从而有针对性地制定预防治疗的方法。

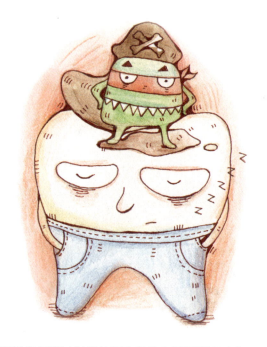

此外,科学家们通过对婴儿和他们的亲近照顾者(父母、爷爷奶奶、外公外婆或保姆)口腔内的致龋菌基因检测和分析发现,婴儿口内的细菌主要来源于他的母亲或亲近照顾者。而通过对双胞胎、兄弟姐妹、家族人群口腔内的致龋菌的基因分析,提示龋齿易感的遗传可能性。对此,科学家们正在做进一步的研究。因此,父母们在照顾宝宝的时候,要注意卫生,避免亲吻宝宝的嘴,宝宝使用单独的进食碗具,以减少家庭成员之间口腔细菌的传播。

通过以上介绍,我们知道了龋齿是由细菌产酸引起的牙齿腐蚀、破坏、崩解。而每个人口腔内的细菌种类和数量各有不同,这就是为什么在同样刷牙、同样饮食的情况下,有的人容易长蛀牙,而有的人不容易长蛀牙的原因。

　　口内有很多蛀牙的爸爸妈妈们也别沮丧。龋齿的发生绝不是细菌这一个单一因素造成，饮食和清洁习惯都对龋齿的发生有重要影响。虽然我们口内有害菌多，但是我们可以拿起武器来防御啊！

　　首先，爸爸妈妈自己口内的蛀牙要尽早治疗好，然后带上宝宝，每日早晚刷牙，饭后使用牙线，保持口腔卫生，少吃甜食糕点，这样就减少了有害细菌作案的条件。最重要的是要定期去牙医那里检查，让牙医监测这些"罪犯"的活动。

　　现在，我们找到了蛀牙的罪魁祸首——致龋菌，那么罪犯做坏事，必定要有犯罪的场所和作案工具。这些，我们在下一篇中继续讲述。

护牙小贴士

◇ 牙面上的致龋细菌是龋齿形成的罪魁祸首。
◇ 龋齿可能有遗传性，但未有明确的科学定论。
◇ 孩子的亲近照顾者的口腔细菌，有可能传染给孩子。

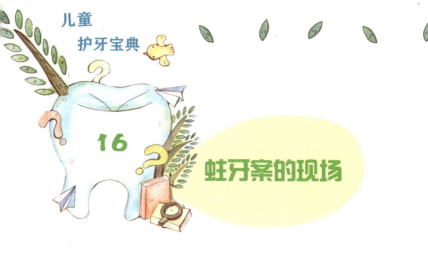

蛀牙案的现场

上一篇我们找到了蛀牙的元凶——致龋菌，那么作案现场在哪里呢？没有合适的场所，这些细菌也掀不起大风浪！

乳牙一共 20 颗，根据牙齿的形状和位置分为前牙和后牙。前牙包括中切牙、侧切牙和尖牙；后牙即除前牙外的所有磨牙。

前牙牙面平整光滑，刷牙可以把牙面上细菌搭建的舒适房子——牙菌斑刷掉。所以对于每日刷牙的大人们，前牙面发生龋坏的可能性不大。可是对于孩子，尤其是还在吃奶的小宝宝们就不一样了。小宝宝吃奶次数多，吃着吃着累了又容易睡着，奶水就残留在牙齿表面过夜了。如果爸爸妈妈们喂奶后不帮宝宝清洁牙齿，奶里的营养物质就会被细菌分解，产生酸，腐蚀牙齿，这就是"奶瓶龋"。奶瓶龋的表现就是原先洁白的牙齿表面一层开始腐蚀发黄，逐渐一块块缺损脱落。吃母乳的宝宝也一样，虽然母乳中含有免疫成分，不像配方奶那样容易致龋，但只要是食物，长期停留在牙齿表面，就可能患上龋齿。特别是夜里，宝宝们吃完奶就睡，爸爸妈妈也没给宝宝喂水或者清洗牙齿，那些能够起到冲洗牙齿作用的唾液在夜间也减少分泌了，整个口腔都在静止的睡眠状态中，而这，正是细菌们活动的好时机！没人打扰它们啊。蛀牙的概率可就大大提高了。如果小宝宝含着奶头或奶嘴睡觉，因为奶水停留在牙齿表面的时间增加了，细菌们更高兴了，牙齿也更容易龋坏了！

所以，在宝宝 6 个月左右长牙以后，妈妈们要渐渐开始减少夜奶的频率，到1岁后断了夜奶。平常喂奶后，给宝宝喂些温开水，用纱布擦拭宝宝的牙齿表面，再逐渐过渡到用牙刷帮宝宝刷牙。这样，爸爸妈妈们常去蛀牙可能的作案现场巡视，"罪犯"就不敢久待了。

宝宝2岁半后，后牙基本都萌出了。这时候，一定要注意后牙的清洁，因为这些后牙要工作到12岁左右才完全换掉，有10年的服务期呢。这些后牙的咬物面不平整，有窝有沟，像山谷一样，高低错落，弯曲纵横，食物特别容易存留在窝沟深处，不易清洁，造成龋齿。蛀牙细菌作案的第二现场——后牙的窝沟处也被我们找到了！所以，爸爸妈妈们要尤其注意用牙刷帮宝宝仔细清洁后牙。针对这些后牙窝沟的特征，牙医们建议宝宝3岁左右，就应该做窝沟封闭了。窝沟封闭就是用一种像水泥一样的牙科材料，涂在牙齿的窝沟上，让这些材料渗入到窝沟的缝隙里。这些材料固化后，就把缝隙封死了，食物和细菌不会再进入其中，刷牙也方便多了。封掉了致龋细菌最容易干坏事的场所，蛀牙的概率自然就下降了。

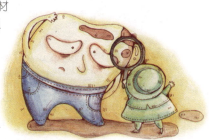

蛀牙的罪犯找到了，案发的现场我们也找到了，那么这个罪犯又是用什么武器来攻击牙齿的呢？下一篇我们将谈谈这个武器是如何制造出来的，我们怎样能把细菌们的武器缴获过来，或者限制它们的使用，从而减少它们干坏事的概率。

护牙小贴士

◇ 乳前牙的光滑表面，由于奶水积留，喂奶后不注意清洁的话，容易形成奶瓶龋。喂奶后应注意清洁牙面。

◇ 乳磨牙的窝沟处，有深达牙本质的窝沟裂隙，食物滞留不易清理干净，容易形成龋齿。乳磨牙应适时做窝沟封闭。

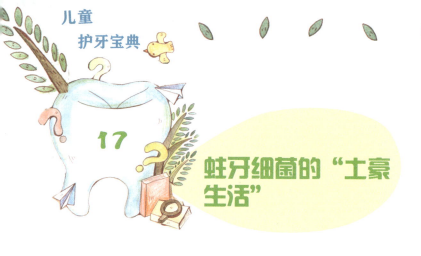

蛀牙细菌的"土豪生活"

细菌几乎无处不在,它们生活在我们的牙齿上、舌头上、口腔四壁上、唾液里,到处都是。有些细菌特别喜欢驻扎在牙齿的表面:"嗯,这是个好地方,我们来盖所房子,住在这里吧!"它们很快搭建好了一座座蘑菇形状的房子,这就是我们牙齿上的牙菌斑。想知道牙菌斑房子是怎么搭建的吗?

我们一起来看看牙菌斑形成的"四步"曲。

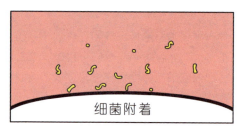

第一步:细菌附着在牙齿表面,开始为它们的房子打地基。

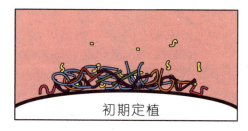

第二步:细菌初期定植,建造好了小房子的底层。

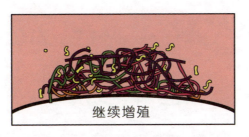

第三步：细菌继续增殖，房子一层一层越建越高。

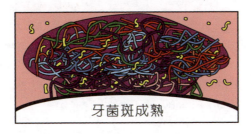

第四步：牙菌斑成熟，房子的屋顶也盖好了。

看看，是不是有点像蘑菇啊？！有了房子住，细菌们在里面自由自在，风吹不着，雨淋不到，外面的唾液也奈何不了它们。而我们留在牙面上的饭菜啊，糕点啊，糖啊，就是那些蛀牙细菌们的大餐啦。豪宅、美食，蛀牙细菌幸福的生活开始了！

酒足饭饱之后，这些细菌又开始琢磨着干坏事了！细菌体内的机器"酶"开始启动，把这些美食转化为各种酸，分泌到细菌体外。有了酸，细菌们如同握枪在手，开始攻击牙齿。牙齿在酸的长期腐蚀攻击下，溃不成军，里面的钙、磷成分溶解，这就是脱矿。随后，原先坚硬平滑的牙齿表面变成了蜂窝状凹凸不平，最后如同海边沙堡坍塌崩解，就形成了龋洞。

大家现在知道了吧，酸才是蛀牙细菌进攻牙齿的武器。而牙菌斑则是它们居住的房屋，让它们得以聚集在一起，筹划干坏事。甜食则是它们的大餐，让它们获得充足的能量。

儿童护牙宝典

这些容易产酸导致龋齿的细菌,我们称之为致龋菌,而不容易产酸致龋的细菌,则为非致龋菌,非致龋菌对牙齿的攻击力就弱。

致龋细菌们在牙齿上建起了豪宅,享受了美食(这可是你们提供的哦),手握着武器,向牙齿进攻。那么我们该怎么对付它们呢?当然要阻止它们的每一步进攻!

拆除豪宅——牙菌斑虽然不容易被唾液冲掉,但是最怕牙刷和牙线了。早晚刷牙,使用牙线,可是对付有害菌最重要的一步哦。

控制美食——糕点类容易粘滞在牙齿表面的甜食要少吃哦。即使抗不住美食的诱惑,吃完也要记得喝点水或漱漱口,最好能刷刷牙,减少牙面上那些能让细菌们开怀的美食的存留。

缴获武器——这个就是科学家们的任务了。改造致龋菌的产酸能力,或者研制出其他可以打败致龋菌的制剂。

爸爸妈妈们,你们做到了前面两项了吗?把细菌豪宅美食的故事告诉宝宝吧,让宝宝和你一起对付有害的牙细菌!

护牙小贴士

◇ 牙菌斑是蛀牙细菌聚集的地方,每日刷牙并使用牙线,可以有效清除牙菌斑。
◇ 蛀牙细菌会分解食物产生酸,酸腐蚀牙齿形成龋洞。
◇ 进食后及时漱口或刷牙,可以减少食物在牙面的残留,减少龋齿的发生。

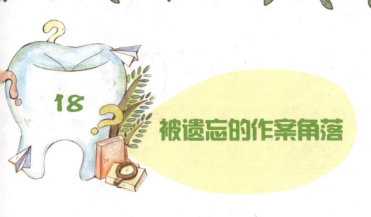

被遗忘的作案角落

前面我们找到了这场蛀牙案的真凶"致龋菌",探查了作案的现场"前牙牙面和后牙窝沟",作案工具"酸"也被我们发现了。案件是不是就这样破解了呢?不,不,不!牙医们又有了新发现!

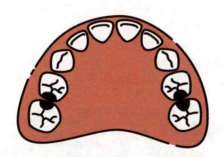

从上面这张图中,我们可以看到在磨牙相邻的缝隙处出现了黑色的龋洞,这些龋洞并不是出现在我们前面提到的"前牙的牙面和后牙的窝沟"处。龋坏是从两牙之间缝隙下开始的。刚开始尚未波及我们肉眼可以看到的牙面,所以很容易被家长们忽视,而如果继续发展下去,就会形成大龋洞,家长们往往这个时候才发现。

这些两牙相接的地方,常会有食物嵌塞,难以挑出,牙刷也很难刷进这个部位。因此,在这些地方安营扎寨的细菌们盖起的"牙菌斑"房子也就很难被我们拆掉了。食物的长期嵌塞,给隐居在这里的牙细菌们带来了充足的养料。足够的食物和安定的生活环境,细菌们过着舒适宁

儿童护牙宝典

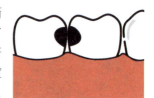

静的生活，并迅速繁衍。而我们的牙齿，则渐渐被菌斑覆盖，被酸吞没而龋坏，逐渐形成了右图中牙缝之间的小洞。不光是后牙，前牙牙缝处也会嵌塞食物，尤其每日用奶瓶喝奶的宝宝们。喝水漱口也许能冲洗掉牙齿表面的奶水，但隐蔽在牙缝间的食物和奶水不易被冲刷掉，日积月累，容易形成龋洞。

这些小洞不易被发现，牙齿的主人可能也没有什么感觉，只是偶尔会觉得吃饭越来越塞牙了。随后小洞越烂越大，就形成肉眼可见的大洞。但是仔细的牙医们却能够发现这些隐蔽在角落里的异常，所以，宝爸宝妈们，一定要记得定期带宝宝去拜访牙医，让牙医能够及早发现这些黑手。

现在，大家知道了吧，容易被我们遗忘忽视的作案角落就是牙齿之间的牙缝。这些缝隙处很容易藏细菌，很容易嵌塞食物，很容易龋坏，那么，对这个隐蔽角落的卫生清洁就十分重要了！我们用什么来打扫这个连牙刷都难以探入的死角呢？那就是——牙线。在后文"牙线捕头问答录"和"牙线使用教程"中，我们将详细了解牙线的种类和使用方法。

护牙小贴士

◇ 前牙和后牙的牙缝处容易食物嵌塞，并且难以清洁，是龋齿的高发部位。

◇ 每日使用牙线，可以有效预防牙缝处龋齿的发生。

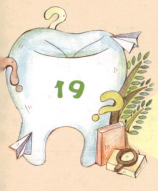

19 婴幼儿龋齿与奶

在我的日常工作中,来就诊的孩子以婴幼儿居多,尤其是1～3岁的宝宝。他(她)们都或多或少有不同程度的龋齿。严重者牙齿才刚萌出几颗,就已经有蛀牙了。有的宝宝牙齿刚刚长全20颗,就几乎全口牙都是蛀牙。宝宝的爸爸妈妈们反复说:我们也没给宝宝吃糖啊,难道是吃奶粉吃出了蛀牙?

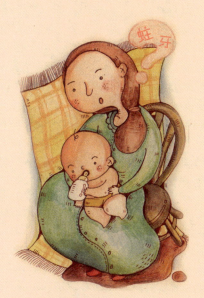

是的,3岁以下宝宝的蛀牙多是和"奶"紧密相关,但是,又不能完全归罪于"奶"。这句话怎么理解呢?

儿童护牙宝典

首先我们要了解，龋齿的形成有四大因素：<u>牙面上驻扎的细菌、我们每日进食的食物、牙齿本身的结构、食物存留在牙齿表面的时间</u>。这四大因素综合作用，即牙齿表面上的细菌分解食物产生酸，长时间作用下腐蚀牙齿，就形成了蛀洞。

刚出生的婴儿，口腔内是无菌的。随着食物的摄入，和有菌环境的接触，细菌逐渐定植于口腔，尤其是乳牙萌出后，为细菌在牙面的粘附定植提供了有利条件，最终在宝宝2岁左右形成了稳定的口腔菌群生态系统。

因此，爸爸妈妈们要注意喂奶工具、饮食碗筷的消毒；家庭成员，尤其是宝宝的亲近照顾者要注意自身的口腔卫生，降低致龋菌传染进入宝宝口腔的概率。

对于婴幼儿，母乳或配方奶是宝宝成长的重要营养来源，但是，这些营养物质也同时为牙细菌的繁殖提供了丰富的养料。在宝宝乳牙萌出后，如果含着奶睡觉、夜间频繁喂奶，蛀牙发生的概率会大大提高。

这是由于夜间睡眠时，宝宝的口腔处于静止状态，不像白天，说话、进食时口唇不断运动，可以摩擦清洁牙面；加之夜间睡液分泌减少，对牙面的冲刷清洗作用大大降低。因此，夜间睡眠是口腔自洁最薄弱的时候。

如果宝宝在夜间喝奶，这些奶水会聚集在牙齿表面，牙齿表面附着的细菌将有效利用这些养分，大量繁殖，分解代谢出酸；这些酸会腐蚀牙齿，从而形成龋齿。而频繁的夜奶更延长了营养物质停留在牙齿表面的时间，让细菌有更充足的时间产酸，腐蚀牙齿，形成蛀牙。

科学研究显示，夜间奶瓶喂养与幼儿龋齿的发生有着紧密关系。很多1～2岁的宝宝一排门牙看上去都好像腐蚀缺损了一层，这就是"奶瓶龋"。

什么时候戒除夜奶？母乳亲喂的夜奶也不可以吗

根据前面所说龋齿发生的四大因素，我们了解到，只要有牙齿，有细菌，有营养成分（奶），加上奶水停留在牙齿表面的时间，就有可能会产生蛀牙。所以，当孩子第一颗牙齿萌出以后（通常6～8个月时候），就要开始减少夜奶次数，最好在孩子1岁时候完全戒除夜奶，特别是用配方奶进行奶瓶喂养的宝宝。

而母乳喂养的宝宝，与奶瓶奶粉喂养宝宝相比，由于母乳中含有免疫成分等原因，龋齿的发生率确实要低一些。不少研究也表明，母乳喂养与婴幼儿龋齿并无显著相关性，母乳喂养的妈妈们可以稍微放心一些。但是，这并不是说母乳喂养的孩子就不会有龋齿。

科学研究发现，1岁半到2岁以上仍旧夜间频繁母乳喂养的话，婴幼儿龋齿的发生率会增加。

因此，母乳亲喂的妈妈们也不能掉以轻心啊，我们鼓励母乳喂养，世界卫生组织也鼓励母乳喂养到2岁，但我们不鼓励1岁以后还在频繁夜间哺乳，这既不利于宝宝的夜间睡眠，不利于妈妈的休息，也对宝宝的牙齿健康有潜在致龋危害。因此，当宝宝牙齿萌出后要减少并逐渐戒除夜奶。

此外，值得一提的是，如果1岁以上的宝宝白天饮食不规律，喝奶没有节制，糖果、饮料无节制，不刷牙无漱口，即使没有夜奶，同样也存在极高的蛀牙可能性。

也许有的妈妈会问：别人家孩子夜奶、不刷牙都不会蛀牙，为什么我家孩子就这么容易蛀牙？前面说了，龋齿是多因素的，口内细菌数量、牙齿结构本身、饮食结构频率、口腔清洁措施都与龋齿相关。别人家的孩子也许某个因素做得不好，但其他因素都是好的，可能就不容易蛀牙。但您愿意冒着风险去赌一把，认定自己夜奶、不刷牙就一定不会得蛀牙吗？如果事实已经证明您的宝宝龋齿了，那就更应该在饮食结构管理和卫生清洁措施方面多加注意，这样才能最大程度预防蛀牙。

总之，如何在吃奶与蛀牙之间找到平衡呢？就是要明白并做到以下这几点。

儿童护牙宝典

首先，龋齿是多因素造成的。夜奶、奶睡是引起婴幼儿龋齿的主要原因之一。

其次，提倡并鼓励母乳喂养，但是在宝宝1岁左右，无论是母乳，还是配方奶粉，要尽量戒除夜奶。如果一时不能完全戒除夜奶，那么在宝宝夜奶之后，用干净温湿纱布擦洗牙面，尽量减少奶水在牙齿表面停留的时间。

再次，宝宝长牙之后就要开始刷牙，减少牙细菌和食物在牙面的停留。

最后，宝宝长牙后就要开始定期拜访牙医，请牙医根据宝宝情况作出评估，给予健康指导。适时适当给予牙齿氟保护，加强牙齿结构的坚固性。

护牙小贴士

◇ 龋齿的形成有四大因素：细菌、食物、牙齿和时间。这四大因素综合作用，即牙齿表面上的细菌分解食物产生酸，长时间作用下腐蚀牙齿，形成蛀洞。

◇ 宝宝1岁左右，要尽量戒除夜间多次喂奶，尤其是配方奶粉。避免让宝宝含着奶嘴入睡。

◇ 宝宝长牙之后就要开始刷牙，并定期拜访牙医。

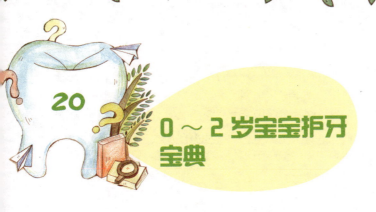

0～2岁宝宝护牙宝典

本篇总结一下0～2岁宝宝的护牙知识！宝典在手，护牙不愁。

宝典一

宝宝出生后开始，妈妈就可以在每次喂奶后，用清洁的纱布擦拭宝宝口腔，擦掉奶渍，按摩宝宝牙龈。也让宝宝习惯妈妈对他（她）的口腔护理。详见"宝宝出牙前的口腔护理"（第44页）一文。

宝典二

当宝宝第一颗牙齿萌出后，使用婴幼儿牙刷为宝宝刷牙。根据各地饮用水含氟情况以及宝宝和父母自身情况，使用含氟或不含氟的婴幼儿牙膏。对于中高龋风险的孩子（龋病风险评估需专业儿童牙医来进行），可以使用含氟牙膏，每次使用极少量一层（米粒大小）。早晚各一次。晚上刷牙后就不要再进食喝奶了。

宝典三

当宝宝长出两颗牙齿后，可以开始使用牙线。很多人问，宝宝两颗牙这么小，也有缝隙，不会有食物塞牙，为什么要用牙线？使用牙线的目的，一方面是用牙线刮擦掉牙齿表面堆积的食物残余、奶渍和细菌，另一方面是让宝宝从小就习惯用牙线，养成良好的口腔卫生习惯。一旦形成习惯，宝宝以后会主动要求清洁牙齿，再不用为宝宝不愿刷牙、不愿使用牙线而着急了。当然，牙线要放置好，注意安全，不要让宝宝随意拿去玩，避免缠绕住脖子、手指、脚趾等而发生危险。

儿童护牙宝典

宝典四

当宝宝萌出牙齿后（一般在6～8个月左右），逐渐开始减少夜奶，最好在1岁左右能让宝宝一觉睡至天亮。这样宝宝和妈妈都有良好的睡眠，并且极大减少夜间宝宝牙齿接触奶水的频率，从而减少龋齿发生的概率。关于母乳、夜奶和奶瓶龋、婴幼儿龋齿的关系，详见上一篇"婴幼儿龋齿与奶"。3岁以内宝宝的蛀牙，多数都与夜奶、奶睡习惯紧密相关。

宝典五

当宝宝长牙以后，可以开始定期拜访儿童牙医了。给宝宝建立牙科档案，并请医生给予龋齿风险评估及饮食、护理方面的指导。以后，每3～6个月到牙医处进行检查，牙医会观测、评估孩子牙齿以及面部颌骨的发育，并给予指导建议。最好在宝宝心情愉悦、休息充足时带宝宝看牙医，而不要在孩子困倦时或饥饿时去。

宝典六

爸爸妈妈要给宝宝做个爱牙护齿的好榜样。1～2岁的宝宝是最爱学样子，模仿家人。宝宝的很多习惯都是跟着父母学成的，爸爸妈妈可以在宝宝面前刷牙、使用牙线，让宝宝看到。言语中也多说牙齿干净漂亮之类的鼓励的话，让孩子能够在潜移默化中受到影响。此外，也要让宝宝形成良好的饮食习惯：荤素蔬果搭配，饮食均衡，少吃零食及含糖果汁，不喝碳酸饮料。

护牙小贴士

◇ 长牙前进行口腔清洁按摩，长牙后就要开始刷牙和使用牙线了。
◇ 减少夜奶和奶睡，并定期拜访牙医。
◇ 爸爸妈妈做个爱牙护齿的好榜样。

21 安抚奶嘴的是与非

说到安抚奶嘴,爸爸妈妈们可能都不会陌生。无论是在电视屏幕上、电脑网络上,还是我们现实生活中,都可以看到坐在童车上,或是抱在爸爸妈妈怀里的小宝宝嘴上叼着一个安抚奶嘴。那么,安抚奶嘴究竟有什么用处?长期使用安抚奶嘴是好是坏?这一篇,我们就来了解一下安抚奶嘴的是与非吧!

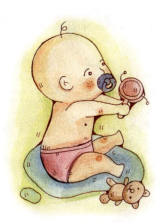

早在 1473 年就有文字记载,父母使用安抚奶嘴让宝宝吮吸食物或甜水,以达到安抚宝宝的效果。但是,关于安抚奶嘴对宝宝健康生长的影响一直众说纷纭。

世界卫生组织(WHO)鼓励母亲在宝宝出生后 6 个月内进行母乳喂养,不提倡给母乳的孩子提供安抚奶嘴之类的人工吮吸物品。美国儿童

儿童护牙宝典

牙科临床协会 2004 年的指南则表明，不提倡给 6 个月以后的宝宝使用安抚奶嘴。这些观点的变化，正是由于众多研究显示安抚奶嘴的使用对宝宝来说有利有弊。

使用安抚奶嘴的利处

缓解疼痛。这主要是用在一些外科手术之后。宝宝通过吮吸安抚奶嘴，从而达到心理上的安慰，缓解术后疼痛。

降低婴儿猝死综合征。婴儿猝死综合征是一种发生于 2 岁以内的婴幼儿的急性突发性病症，病因不明。医学家们通过研究发现，使用安抚奶嘴有可能降低该病症的发生率。其原因主要在于以下几点：婴儿吮吸奶嘴时舌头靠前，不容易阻塞呼吸道；婴儿吮吸奶嘴时，翻身不容易压住鼻子，阻塞气道；吮吸动作锻炼了有助呼吸的肌肉。

使用安抚奶嘴的潜在风险

有学者认为，过早使用安抚奶嘴可能会影响母乳喂养。因为婴儿出生后第一个月正在形成母乳吮吸反射，这时安抚奶嘴会影响宝宝吮吸反射的培养和形成。

安抚奶嘴的使用有可能增加中耳炎感染的研究已有近一个世纪。中耳炎好发于 3 个月到 3 岁的宝宝。我们的中耳和口腔是可以通过咽鼓管相连通的。研究显示，使用安抚奶嘴可能改变宝宝口咽部的功能，压迫鼻咽部的分泌物进入咽鼓管；安抚奶嘴传播病菌，带入中耳；影响母乳喂养，削弱了母乳喂养的益处。这些使得宝宝罹患中耳炎的概率增加。因此，美国儿科协会和美国家庭医学协会认为，在宝宝出生后 6 个月内使用安抚奶嘴，可能对孩子有益处，而在宝宝 6 个月以后应戒除安抚奶嘴，以避免中耳炎的发生。

导致牙列和面骨的变形是使用安抚奶嘴引起的最大风险。宝宝的面部发育和颌骨生长是受到遗传和环境的双重因素作用。环境因素中，面部软组织，如唇、颊、舌对牙弓和牙齿的排列有重要影响。安抚奶嘴的吮吸与母乳喂养的吮吸不同，对软组织会产生一定压力。研究发现，如果安抚奶嘴一天使用超过 6 小时，就会显著影响牙弓和牙齿排列。安抚奶嘴对牙齿的影响主要作用于前牙，形成前牙开殆（即上下前牙无法咬合接触）和狭窄的牙弓。安抚奶嘴也会引发异常伸舌习惯，推动前牙向外倾斜，出现龅牙。

浸泡过甜水或果汁的安抚奶嘴，更会增加宝宝蛀牙的概率。这些糖分长期存在于宝宝口腔内、牙面上，牙面上的细菌分解糖分产生酸，腐蚀牙面形成龋齿。

根据上述所说的安抚奶嘴的利与弊，牙医建议，在宝宝婴儿期时可以适度、安全、清洁地使用安抚奶嘴，1岁以后孩子长牙了，就应该停止使用安抚奶嘴。安抚奶嘴的弊处在2岁以后表现明显。对于已经在长期使用安抚奶嘴的2岁以上宝宝，应一步步逐渐减少使用的频率，采用正面鼓励、同龄伙伴对照强化等方法，让孩子戒除安抚奶嘴。已经出现牙列畸形的孩子，应咨询儿童牙医，适当时候进行早期干预矫正。

护牙小贴士

◇ 宝宝1岁以前使用安抚奶嘴，可能有益处。
◇ 宝宝1岁之后尽量戒除安抚奶嘴。
◇ 宝宝2岁以上还在长期使用安抚奶嘴，可能对牙齿和面部发育有影响。

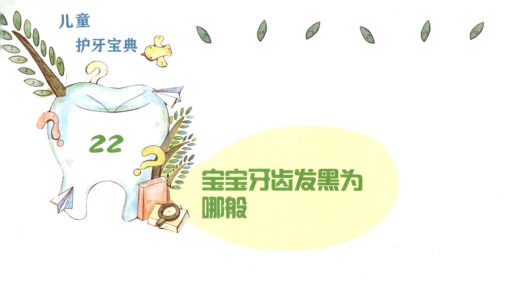

宝宝牙齿发黑为哪般

不少爸爸妈妈们发现，孩子牙齿上面出现了黑黑的点点，这是怎么回事啊？这里我们就谈谈牙齿发黑的几种情况吧。

第一种情况是<u>龋齿</u>，也就是蛀牙。如果牙齿上的黑点或黑斑块下面是松软的，那就是龋齿了。这需要牙医用器械检查。爸爸妈妈们在家里，可以用牙签划在黑点上面，如果滑动自如，表明牙面是光滑的，可能不是龋洞；如果发现牙面有坑坑洼洼，牙签不能自如滑过，这多半就是龋齿了，最好请牙医确诊。一旦出现龋齿，必须进行治疗，因为龋齿是不能自己恢复的，只会越来越厉害。龋坏慢慢深入，会侵入牙髓，引起牙疼、肿痛等症状，不但让孩子食物嵌塞、疼痛不适，而且破坏牙齿外形，影响发音和美观，对孩子的身心健康产生影响。对颌骨里恒牙胚的发育和孩子面部外形的发育也可能带来潜在影响。

第二种情况是<u>牙面色素沉着</u>。有些宝宝不配合刷牙，或者很少刷牙，牙齿没有得到有效清洁，牙面容易形成黑色的沉淀。有些宝宝常服用深颜色的食物或药物，比如食用较多黑色巧克力、海苔或者酱油等深色食物，补铁的维生素、铁剂、中药等，这些食物或药物中的颜色也很容易沉积在牙齿表面。也有报道认为是牙面上的某些细菌碎屑沉积在牙面未清洁干净，引起色素沉着。一旦色素沉积，加强刷牙可以去除一些，如果实在去除不了，可以请牙医用专业器械清除。色素很容易复发，一旦刷牙马虎，色素会再次沉积。因此，爸爸妈妈们需要更加仔细地注意孩子的牙齿清洁卫生。

第三种情况是<u>牙外伤</u>。学龄前的孩子跌跌撞撞，碰伤了牙齿，当时看上去可能牙齿没有折断、摔脱，但是其实牙齿内部可能已经发生了损伤，牙髓受到震荡，发生变性。有些情况下牙髓能够自行恢复，但有些情况下牙髓无法自行恢复，牙齿内的神经血管逐渐坏死，导致牙齿变得颜色灰暗发黑。因此，一旦孩子牙齿发生碰撞，一定要赶紧去牙医处检查，判断牙齿的受损程度。如果爸爸妈妈们发现孩子整颗牙齿已经变黑变暗，要及早带孩子去做牙齿检查，判断牙髓是否坏死，是否需要治疗。牙外伤导致的牙髓坏死，若没有及时治疗，炎症继续扩散，可能导致整颗牙齿无法挽救，甚至祸及其他牙齿。关于孩子牙齿外伤的具体情况和应对，后面会有详细篇章专门解说。

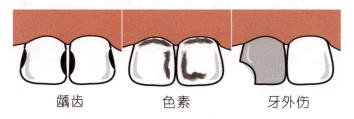

龋齿　　　　色素　　　　牙外伤

看完这些，您孩子牙齿上的黑点是哪种情况呢？我最希望的是第二种情况，这种情况相对简单，只要找牙医清洁洗牙，注意加强平时的刷牙卫生就可以了。如果不幸是第一种和第三种，那就赶紧去检查治疗吧，越早越好。如果宝宝的牙齿白白净净，没有黑点，那是您爱护宝宝牙齿的辛勤结果。值得表扬，继续努力哦！

护牙小贴士

◇ 牙齿发黑的原因可能是龋齿、色素、牙外伤。
◇ 龋齿应及时治疗，色素应加强刷牙。
◇ 牙外伤应及时就诊检查。

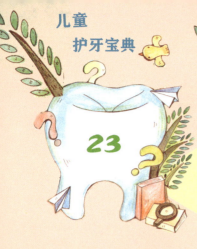

儿童护牙宝典

23 坐而论氟话护牙

亲爱的爸爸妈妈们,你们对含氟牙膏一定不陌生吧?是的,正如我们经常听到的,含氟牙膏对牙齿有一定的保护作用。那么,含氟牙膏中究竟是什么在保护牙齿呢?对,你们答对了!那就是——氟!下面,我们就来坐而论氟,谈谈氟对牙齿的作用吧。

氟是自然界固有的一种化学物质,在岩石、土壤中都普遍存在。由于地壳中普遍存在氟化物,因此水中会含有不同浓度的氟。有些植物也含氟,比如茶叶。人体中的氟大多来源于食物和水。成人体内约 99% 的氟沉积于钙化组织,即牙与骨中。氟是人体必需的 14 种微量元素之一。除防龋作用外,氟还可对机体的代谢产生一定的积极影响,起到预防疾病的作用。让我们先来看看氟对牙齿的防龋作用吧!

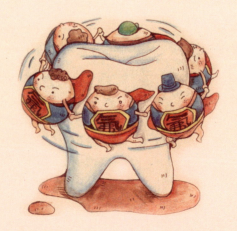

氟的防龋作用

氟的防龋作用最早发现于 1920～1930 年。学者们发现，饮用水中含氟的地区人群龋齿发生率较低。他们也发现，在高氟水质的区域，发生牙釉质改变（即氟斑牙）的情况明显增多。那么，如果能够优化调节水中氟的含量，是否就可以达到防龋效果呢？

上世纪 40～50 年代，水氟防龋的效果得到了验证。大量的证据表明，适量的氟能维持牙齿健康，缺氟会增加龋齿易感性。那么，氟是怎样起到保护牙齿作用的呢？目前认为主要有以下机理：

1. 增强牙釉质抵抗酸的侵蚀，并促进已脱矿牙釉质的再矿化。

氟可与牙釉质中的晶体结构作用，形成更加稳固强壮的结构，更好地抵御酸的侵蚀。这好比在砌水泥墙时，加入一颗颗石头，使水泥墙更加坚固。当牙釉质受到酸蚀作用，表面的牙釉质开始溶解，钙、磷离子从牙釉质中游离出来，溶解到周围环境中（唾液），牙齿硬度降低，即为牙齿脱矿。而氟，可结合并促进溶解的钙离子重新返回牙釉质，使牙釉质发生再矿化。因此，氟具有增强牙齿再矿化的作用。

2. 抑制细菌对糖的分解及产酸作用。

我们知道，龋齿的产生是由于细菌分解了食物中的糖产生酸，继而腐蚀牙齿所致。氟可以抑制细菌对糖的分解消化，抑制细菌的产酸能力。因此，可以减少细菌对牙釉质的腐蚀作用。

氟的毒性作用

适宜剂量的氟对人体有好处，但人体摄入过量的氟，会导致氟中毒或死亡。当一次性大量吞服氟化物，可发生急性氟中毒。机体长期摄入过量氟可导致慢性氟中毒。慢性氟中毒的主要表现是氟牙症和氟骨症。氟牙症是在牙齿发育矿化时期机体摄入过量氟引起的一种特殊的釉质发育不全。氟骨症为骨质硬化和骨旁软组织骨化。多数资料显示，当饮水中氟浓度大于 3mg/L 时可产生氟骨症。

当水氟浓度在 1mg/L 时，可以达到最佳的防龋效果，且产生氟骨症的概率最小。在我国，大多数大城市自来水的含氟量都较低，我国约有 7 亿人饮用的水氟含量低于 0.5mg/L。

因此，我国大多数人群都需要补充氟，从而达到预防龋病的效果。那么，怎么补充氟呢？

用氟防龋的方法

局部用氟是采用不同方法将氟化物直接用于牙齿表面，提高牙齿的抗龋力。常见的局部用氟产品包括我们日常使用的含氟牙膏，以及由专业医务人员操作的含氟涂料、含氟凝胶、含氟泡沫和含氟漱口水等。

含氟牙膏可由个人直接使用。半个世纪的大量临床试验结果表明，含氟牙膏可降低龋病的发生率。含氟牙膏使用简单、效果显著，是牙医们大力推荐的局部用氟产品。

对于儿童来说，掌握正确的刷牙方法，每日使用含氟牙膏，是预防龋齿发生的最好方法。对于低龄儿童，在使用含氟牙膏时需要注意控制含氟牙膏的用量，3 岁以内的孩子使用米粒大小的含氟牙膏，这对于不会漱口的小宝宝来说，都是安全的量。

急性氟中毒的剂量是 5mg/kg 体重，根据牙膏中的氟浓度换算，对于 2 岁的宝宝，只有一次性吃掉 3 支儿童含氟牙膏（通常氟含量在 0.06% 左右）才会造成急性氟中毒。

含氟涂料、含氟凝胶、含氟泡沫、氟水漱口这些措施则需要在专业机构由专业人员操作，或在专业人员指导下操作。因为这些制剂含较高浓度的氟，使用方法、使用频率都有相应的规定，需要由专业人员控制氟的合理应用，达到一定的防龋效果。

比如，对于一般人群，一年使用两次含氟涂料即可达到有效的预防效果，而对于易患龋人群，一年可用 2～4 次。

除了局部用氟，还有一些全身用氟的方法，如饮水氟化、牛奶氟化等。而氟片、氟滴剂适宜于未能实施其他全身性用氟防龋的低氟区儿童。需由医师根据儿童年龄、体重和当地饮用水氟浓度、日常饮食中的氟量等来计算出适宜的剂量。

对于儿童来说，最简单有效使用氟的方法就是在牙医的指导下，安全、合理、正确地使用含氟牙膏，以及定期涂布氟制剂。爸爸妈妈们，氟是牙齿的保护衣，请记得给宝宝的牙齿穿上这件保护衣哦！

护牙小贴士

◇ 氟具有防龋作用。
◇ 宝宝适当使用含氟牙膏不会造成氟中毒。
◇ 定期涂氟是预防龋齿的有效方法之一。

儿童护牙宝典

24 蛀牙与缺钙

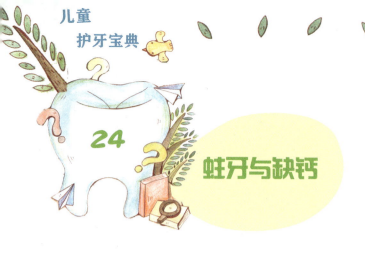

经常有爸爸妈妈们询问：宝宝有蛀牙，是不是和缺钙有关？多补钙，是不是就不会蛀牙了？要了解这些问题的答案，需要先从蛀牙形成的因素说起。

前面我们讲过，蛀牙形成的四大因素是牙面上的细菌、食物组成、牙齿本身结构和食物与牙齿接触的时间。要想了解缺钙与蛀牙是否有关系，就得分析缺钙是否会影响上述这几个蛀牙的形成因素。首先，机体是否缺钙，并不会直接影响牙面上细菌的数量和组成；其次，机体是否缺钙，也与容易引起蛀牙的甜黏食物，以及食物在牙面停留的时间并无直接联系。那么，我们来看看牙齿本身结构这个因素，是否与机体缺钙相关呢？

如果牙齿结构发育不好，釉质发育不良，表面坑坑洼洼，那么刷牙清洁的难度就相对大了，食物存留在牙齿表面的可能性也大了，蛀牙的概率也会增加。牙齿发育不良的原因，除去先天性的遗传因素之外，还有后天的因素，即在牙齿发育过程中，周围环境的变化影响了形成牙釉质的细胞的功能，而造成牙釉质的缺陷。这些环境变化主要指的是营养障碍，包括维生素和钙磷缺乏、脑损伤和神经系统缺陷、肾病综合征、铅中毒、化疗等等。局部的感染创伤也是影响牙釉质发育的原因，如乳牙龋病引起的慢性根尖周感染可能会导致恒牙胚的釉质发育不全。

由此，我们知道了牙齿釉质的发育障碍引起的牙齿结构异常，可能会增加罹患龋齿的风险。而牙釉质的发育障碍，很多是由于宝宝的牙齿在颌骨内发育时受到一些影响所致。因此，对于还在骨内未萌出、牙釉质发育阶段的牙齿，缺钙可能会影响牙釉质的发育，应该补钙。而萌出以后的牙齿，其牙釉质已经形成，这个时候再怎么补钙，对这颗牙齿来说也是无济于事的。

那么，我们再来看看牙齿釉质在颌骨内发育的时间。

所有乳牙釉质发育完成的时间都在宝宝出生后 11 个月以内，也就是 1 岁以前，而最容易发生奶瓶龋的前牙的釉质在宝宝出生后 3 个月内都已经发育好了。所以，对于 1 岁多的宝宝，尽管牙齿可能才萌出几颗，但颌骨内所有乳牙牙胚的釉质已经形成，这时候再怎么补钙，对已发育完成的牙釉质都是没有作用的。而恒牙的牙釉质发育（除了智齿），在 7～8 岁之前就已经全部发育完成。7～8 岁的孩子，虽然才刚刚开始换牙，但这时或这以后再补充钙质，对孩子的恒牙牙釉质也并不能产生任何作用了。

了解了牙釉质形成的时间，那么，<u>孩子到底缺不缺钙？在牙釉质形成之前需不需要补钙？</u>

人体 99% 的钙存在于骨骼和牙齿中，余下 1% 存在于软组织、细胞外液和血液中。目前，指血、头发以及静脉血均不能完全反映钙在体内的代谢情况。医生仅以血清钙、磷等多项指标作为参考。对于 6 个月以内的纯母乳喂养的宝宝，母乳已经提供了足够的钙，不需额外补钙。配方奶喂养的宝宝，只要保证足够奶量，也不需要额外补钙。添加了辅食的婴儿，以及 1～3 岁的宝宝，同样，只要每日有足够奶量（每天 400～500 毫升），饮食均衡多样化，也不需要额外补充钙剂。我们常说的缺钙，其实是维生素 D 缺乏。维生素 D 可以调节维持体内钙的动态平衡，所以当维生素 D 缺乏时，钙的动态平衡失调，会导致一些疾病，如儿童的佝偻病、手足抽搐症。因此，宝宝需要及时补充维生素 D、多晒太阳。做到以上两点，即保证足够奶量，及时补充维生素 D，如果孩子饮食正常、身体发育正常，就不需要额外补钙。

综上所述:

第一,牙釉质发育不良等牙齿结构异常有可能增加罹患龋齿的概率,但牙齿结构异常是在宝宝牙齿尚未萌出的牙胚发育时期,受到一些外界营养障碍的影响导致。如果牙齿已经萌出,再补钙,对该牙来说,无济于事。

第二,如果孩子全身营养均衡,生长发育良好,一般不需额外补钙,牙胚均能正常发育。营养不良导致牙齿发育异常的情况,多见于全身性的疾病,如佝偻病等。如无全身性疾病,而只是单纯牙齿问题,通常与是否缺钙无关。

第三,值得注意的是,乳牙龋齿导致的牙根尖周围炎症,有可能影响乳牙下方的恒牙牙胚釉质发育。及时治疗好龋坏的乳牙,是保证恒牙健康生长的关键。

护牙小贴士

◇ 补钙只可能对颌骨里尚未萌出的牙胚的发育有影响,对于已经萌出的牙齿,并无作用。

◇ 全身发育良好的孩子,通常并不缺钙,不需要为了预防蛀牙而特意补钙。

儿童看牙与麻醉

孩子有蛀牙了,牙医说要先打麻药才能治疗。为什么要打麻药?麻药对孩子安全吗?会不会影响智力?不少爸爸妈妈们可能都会遇到这样的问题。

我们先来看一看,补牙为什么要用麻药?

当孩子牙齿上出现龋洞时,最初只是很浅的洞,龋坏仅发生在牙齿的最外层即釉质层内。补牙的时候,仅需把洞内龋坏的那部分牙釉质去除干净,再用牙科材料将洞充填起来。因为牙釉质内并无传递感觉的神经结构,这时候的治疗,孩子并无疼痛。

而当龋坏进一步加深,发展至牙本质时,牙本质内的小管结构会将感觉传递给牙齿内部的牙髓组织,继而传递给大脑。当牙医用器械去除牙本质龋坏的时候,孩子就会感觉酸痛。

龋坏越深,酸痛感越明显。当龋坏穿透牙本质,抵达牙髓腔时,疼痛几乎无人可以忍受。

因此,为使孩子在舒适无痛的状态下进行治疗,当龋坏深达牙本质深层以及牙髓时,就应该使用麻药。此外,诸如拔牙、脓肿切开等牙科小手术,都需要使用麻药。

我们接着来看看牙科常用的局部麻醉方法。局部麻醉,即只麻醉需

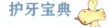

要麻醉的部位及周围组织。一般情况下,牙医用到的局部麻醉药物有两类。一类是涂擦在黏膜表面的表面麻醉药,其渗入有限,麻醉的范围也有限,只适用于异常松动牙齿的拔除,或者黏膜表面脓包的挑破。另一类是注射在牙龈或口腔内外软组织的麻醉针,麻醉效果好,一般的牙齿治疗、拔牙都是用此种。

两者也可以联合使用,即在注射麻药之前,于进针部位涂擦表麻药物,可起到消除进针时疼痛不适的作用。麻药起效以后,孩子会感觉麻醉部位有麻木的感觉,而并无痛感。

局部麻醉药广泛用于口腔手术,种类很多,常用的有酯类的普鲁卡因和丁卡因,酰胺类的利多卡因和阿替卡因。这些药物均在几分钟内起效,维持 1～3 小时,经由肝脏代谢,以降解产物或原形方式随尿液排出。口腔局部麻醉时可能出现的并发症有晕厥、过敏、中毒、注射区疼痛和血肿、感染等,发生率极低,这些并发症多与孩子的身体状况相关。

因此,医生需详细询问孩子全身情况,包括患儿精神心理状况以及药物过敏史、麻醉史等。治疗前家长应如实告知医生孩子的全身情况,以便医生选择合适的麻醉方法和局麻药。只要孩子无麻药过敏,医生对适应症和剂量把控好,就不会出现严重的不良反应。

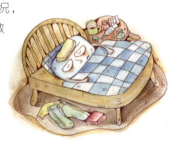

在明白了局部麻醉是由于治疗的需要,且对孩子的健康并没有损害后,不少家长仍是有些担忧:打麻药会痛吧?孩子不能接受吧?关于这一点,牙医自有无痛办法。比如,在进针前涂擦表面麻醉药,减少进针时的不适;无痛麻醉仪的发明和应用,也使孩子的不适减少很多。

而一些行为和心理诱导方法同样起到了很好的作用。比如,在麻醉前和孩子说:牙齿需要喝一点麻麻的水果药水,这样牙齿睡着了,牙细菌和虫子也睡着了,就不会咬人,医生就可以把它抓出来了。再如,牙医会在进针前和孩子聊天,不让孩子看见针头,讲故事或者看动画片,以转移孩子注意力,在孩子不注意的时候悄悄进针,在注射同时和孩子聊天以分散孩子注意力等等。无痛措施和行为诱导相结合,可以将孩子的不适降到最低,孩子都能顺利接受,有的孩子甚至完全没有注意到已经打完麻药。

除了局部麻醉,全身麻醉也是一种儿童牙科治疗的麻醉方法,适用于无法自主配合的儿童以及脑瘫等智力障碍儿童。全麻下治疗,可以让孩子在无意识的睡觉状态下,一次性完成全口龋齿的治疗。孩子无痛苦恐惧经历,家长也不用多次奔波就诊。全麻技术于1951年在美国首次应用于儿童牙科治疗,并成为美国儿童牙科一项常规的行为管理技术。自1999年以后,我国各大医院陆续开展了全麻下牙科治疗。全麻常使用吸入性麻醉和静脉麻醉,麻药的使用需严格掌握适应症和剂量,以保证安全性,并需要对孩子进行术前评估。全身麻醉的方法已有超过150年的历史,迄今为止,科学研究并未有确实证据报道,全麻会影响孩子智力、学习能力,或对大脑有损害作用。但从麻醉安全性角度考虑,儿童不宜多次在全麻下治疗。

如果孩子全口牙齿龋坏较多,严重影响孩子的身心健康和生活质量,孩子又无法配合治疗时,可以考虑一次性全麻治疗。家长们在考虑全麻治疗的时候,应选择配有专业麻醉医生和专业儿童牙医的正规口腔专科机构。术前术后家长和医护人员都应加强对孩子的关爱护理和心理疏导。

麻药的发明和使用,是医学史上的里程碑,它使人们不再承受关公刮骨疗伤的痛苦。能让孩子们在无痛舒适的状态下完成治疗,获得健康的牙齿和高质量的生活,这是牙医和家长们共同的目标!

护牙小贴士

◇ 牙科治疗必要时,应该使用麻药。
◇ 正确、适当地使用麻药,对孩子是安全的。

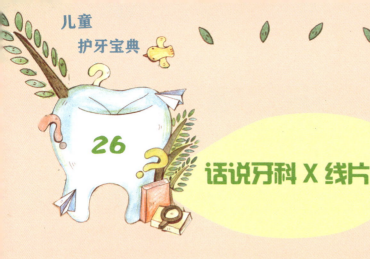

儿童护牙宝典

26 话说牙科 X 线片

我们去看牙医的时候，经常会听到牙医说，这颗牙齿需要拍 X 线片检查。牙齿治疗为什么需要拍 X 线片呢？拍片有辐射吗？拍片对孩子身体健康有影响吗？这里，我们就来详细了解一下。

看过前面文章的你，一定知道了牙齿外层牙釉质下有一层牙本质，牙本质内部有牙髓腔，牙髓腔里面住着牙神经和血管；也一定知道了牙根如同大树扎在土壤里的根须一样，是埋在牙槽骨里面的。这些都是我们肉眼看不到的呢！如果这些地方出现了问题，那就只有通过具有"透视"功能的 X 线片来观察。比如，牙科全景 X 线片可以展现孩子的全部乳牙和未萌新牙的形态和数目；可以看到乳牙牙根及乳牙牙根下方正在孕育的恒牙牙胚。牙齿的 X 线片给医生提供了很多信息，在牙齿诊治过程中是非常有必要的。

牙科常用的 X 线片有以下几种。

第一种是以检查单颗牙齿为目的的<u>小牙片</u>。小牙片较小，相当于两个手指头宽度大小，薄薄一片，图像上大约可显示 2～3 颗牙，所以，牙医们要观察单颗牙齿时，常常会拍摄小牙片。

第二种是以检查全口牙齿的整体情况为目的的<u>全景片</u>。全景片上可以观察到所有牙齿的形态、位

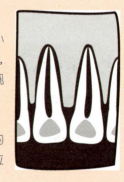

置以及颌骨内的情况。如下图中乳牙下方颌骨里,可见埋藏着许多正在发育的恒牙牙胚,恒牙胚的数目和位置都一目了然。

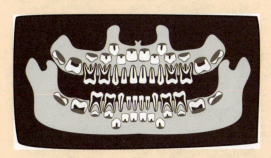

第三种是牙科 CT,即可以展现牙齿及颌骨三维立体结构的影像片。牙科 CT 是对颌骨、牙齿进行计算机断层扫描,收集的数据重组成三维立体结构,可以多角度地真实再现颌骨、牙齿的内部结构和各组织结构之间的毗邻关系。

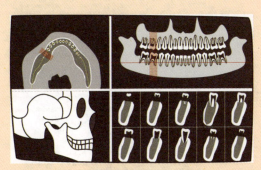

除此之外,还有其他形式的牙科 X 线片,如咬合翼片、头颅侧位片等,每种 X 线片都有不同的检查目的。牙医会根据孩子的具体情况、检查的具体目的,选择拍摄需要的 X 线片。

牙科 X 线片的辐射剂量对身体有危害吗

这恐怕是爸爸妈妈们最关心的话题了。

其实,我们在日常生活中,无时无刻不处于辐射之中。根据国际放射防护委员会(ICRP)提供的信息,一个人每年收到的辐射剂量大约在 2.5 毫西弗(即 2500 微西弗)左右,这个数值受地域纬度的影响而波动。

儿童护牙宝典

其中大约 75% 来源于大自然，25% 来源于人工辐射。而在自然辐射中，来自太阳、星星等宇宙辐射就占了其中三分之一。

一张牙科小牙片的辐射剂量为 4～5 微西弗，全景片为 7 微西弗左右，牙科 CT 约 100 微西弗，而胸部 X 线片的辐射剂量为 20～50 微西弗，胸部 CT 约为 8 毫西弗（即 8000 微西弗）。这些数值可因放射仪器的配置、使用参数和拍摄时的设置而略有不同。随着现代科技的发展，传统的 X 线胶片已被数字化影像片取代，辐射剂量大大减少。所以，牙科的各种影像学检查，相对全身检查来说，辐射剂量是相当低的。

如果大家对这些数值还难以理解，那么我们来看看日常生活中的辐射数值吧。据联合国原子辐射效应科学委员会（UNSCEAR）提供的信息，10 小时航空飞行的辐射剂量为 30 微西弗。这就是说，一张小牙片的辐射剂量相当于乘坐 1 个多小时飞机的辐射，一张全景片的辐射相当于 2 个小时左右的飞行辐射，一次牙科 CT 的辐射相当于北京飞伦敦一个来回。在牙科治疗中，牙医会根据病情，选择合适的放射检查类型，不会过多频繁地做 CT 检查，而辐射剂量微小的小牙片可能在牙齿治疗前后需要多次拍摄，但这对我们的健康也并无损害。

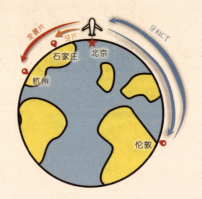

一定的 X 线片检查的辐射量是安全的，但过量的辐射会损伤、改变、破坏细胞内的 DNA，所以过量的辐射暴露成为一些肿瘤疾病或基因相关疾病的致病因素。国际放射防护委员会认为，对于一些病人，超过 50 毫西弗（即 50000 微西弗）的剂量就要考虑罹患癌症的风险。联合国原子辐射效应科学委员会则表明，没有直接证据显示低于10毫西弗（即10000微西弗）的剂量会对人体造成危害。而这些数值都远远大于我们日常生活及实际所做的X线片检查的辐射剂量，即使是专职的放射工作人员也远远不可能达到这样的数值。所以，必要的牙科X线片检查是安全的、无损健康的。

但由于儿童的身体结构、器官和体表面积与成人不同，他（她）们对辐射暴露所导致的某些疾病的敏感程度和风险是成人的2～3倍，如白血病和脑部肿瘤。而对有些疾病，其风险与成人相差无几，如心血管疾病。过量的辐射对甲状腺、乳腺等腺体也有破坏作用，对儿童的肌肉骨骼发育等都可能有影响。所以对于儿童，尽管牙科X线片辐射剂量微小，医生仍会给孩子们使用铅衣、护颈来保护他（她）们，尽量减少接受散射的危害。

综上可知，儿童牙齿检查治疗时拍摄的X线片是必要的，辐射剂量也是非常小的，而且拍片时牙医们都会给孩子们必要的保护装置，所以爸爸妈妈们不用担心。

护牙小贴士

◇ 牙齿治疗必要时应该拍X线片。
◇ 牙科X线片的辐射剂量微小，是安全的。
◇ 保护装置会进一步降低人体接受到的辐射剂量。

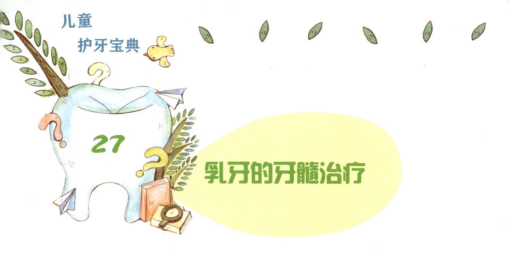

27 乳牙的牙髓治疗

孩子有蛀牙了，牙医检查后说，蛀牙太深了，烂到牙神经了，需要切断牙神经。孩子牙痛了，不能吃饭，牙医检查后说，蛀牙太深，引起牙神经发炎了，要去除牙神经做根管治疗。孩子摔伤了，牙齿断了一半，牙医说，牙神经已经污染了，要去除感染的牙神经。

听起来似乎好吓人啊！牙医所说的切断、去除牙神经究竟是怎么一回事呢？

我们前面了解过，牙齿是由外层的牙釉质和牙本质以及内层空腔里的牙髓组成，牙髓里包含神经、血管等组织，俗称牙神经。当龋齿或外伤导致牙齿硬组织破坏，细菌因此进入牙髓腔，牙髓感染，发生炎症，会引起牙痛的症状。牙髓一旦感染发炎，是无法恢复的，只有通过去除这颗牙齿的牙髓，才能达到控制感染、消除疼痛的效果。去除牙髓，即俗称的"去除牙神经"。对于尚有活力或"半死不活"状态下的牙髓，可以在麻醉下去除。有些牙齿的牙髓已经完全坏死，则可以直接清理干净，无需注射麻药。位于牙髓腔和牙根管内的牙神经被清除之后，根管经过消毒、充填药物，最后牙冠部分再补起来。这样一个过程就叫根管治疗。

下图呈现了根管治疗的过程。首先，龋齿破坏达到牙髓腔，可在打了麻药后去除龋坏部分，打开牙髓腔；再用器械对牙根的根管里面进行清理、成形，去除根管内的坏死牙髓和感染物质；然后，用根管充填材料将牙根管内充填起来，再在上面一层层补起来，修复出牙齿的正常外形。

根管治疗术

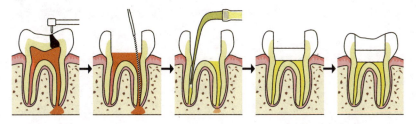

除了这种去除全部牙髓的根管治疗，还有一种切断部分牙髓的治疗方法，叫牙髓切断术。即在麻醉下，将牙冠内的感染牙髓切除，保留牙根里的牙髓，用药物将剩余牙髓保护起来，再一层层进行充填，修复出正常的牙体形态。当牙髓的感染仅限于牙冠部分，则可以考虑这种方法。根管治疗和牙髓切断这两种牙髓治疗方法，都是针对龋坏或外伤感染深达牙髓时的处理。

牙髓切断术

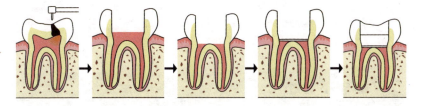

下面来解答一下爸爸妈妈们对乳牙牙髓治疗最关心的几个问题吧。

切断或去除牙神经会不会痛

答案是不会的。医生会在治疗时候给予局麻药物，让孩子在无痛的状态下治疗。有些情况，牙神经已经完全坏死了，没有感觉了，即使不打麻药，孩子也不会疼痛。而经过牙髓治疗补好的牙齿，通常情况下就不会再痛了。

乳牙牙髓治疗对以后长恒牙有无影响

答案也是否定的。因为每一颗牙齿都有自己的牙神经，这一颗牙齿没有了牙神经，其他牙齿，包括将来要萌出的恒牙都有自己的牙神经，

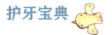

并不会互相影响。相反，如果乳牙牙髓发炎不做治疗，炎症波及牙根尖，不仅孩子肿痛难受，位于乳牙根尖的恒牙牙胚还可能会受到炎症影响而发育不良。

切除牙神经后的牙齿会不会变脆

牙神经对于牙齿确实有一定的营养功能，此外，切除了牙神经的牙齿由于龋坏或治疗需要而导致牙体结构的破坏，也会使牙齿的承受力降低。但一般情况下，孩子的咀嚼力不会很强，也不会进食特别坚硬的东西，所以对孩子的影响不大。医生也会根据情况，给做完治疗的乳磨牙做一副强壮的金属保护套。金属牙套既能恢复牙齿的外形，也能增强牙齿的咬合力量，还可以减少以后再次龋坏的风险。我们称这种保护套为孩子牙齿的"钢盔铁甲"。

乳牙牙髓治疗是乳牙龋坏到牙髓时最常用的治疗方法。治疗时间和程序较单纯补牙要复杂，费时费力，孩子的配合度也有限，治疗费用也较补牙高。所以，预防蛀牙、定期检查、早期诊断、早期治疗才是避免进行复杂治疗的最好办法。

护牙小贴士

◇ 乳牙的牙髓治疗是乳牙龋坏较深时的治疗方法，比单纯补牙要复杂。

◇ 早预防、早发现、早治疗，是保护孩子牙齿的最好方法，对家长来说最省时、省力、省钱，对孩子来说比较简单，也容易接受。

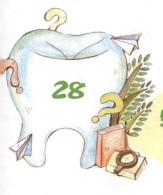

28 乳牙摔伤怎么办

孩子活泼好动，尤其是幼儿期的孩子，刚学会走路，爱爬上爬下，而规避风险的意识不强，即使在自己家中也容易发生撞伤摔伤。一旦撞击到牙齿，可能会有牙龈出血，牙齿松动、折断、脱出等各种不可预料的情况。家长们一定要注意看护好孩子，避免这类伤害。但如果伤害已经发生，怎么办？

乳牙外伤，通常发生在上前牙，有时下前牙也累及。乳牙摔伤有以下几种情况。

牙齿无松动或轻微松动

这种情况牙齿表面看上去并无损伤，家长们通常不会太在意。事实上这种情况确实多数不会产生不良后果，牙齿经受撞击震荡，一般会逐渐恢复。但是，需要注意的有三点。首先要确认骨内我们肉眼看不到的牙根有无折断，这需要拍摄X线片来确认。其次，要注意让孩子避免用受伤的牙齿咬东西，近期进食软质食物，给牙齿休息的时间，也避免二次撞击伤。再次，还有一些宝宝的牙齿在撞击当时看上去并无损伤，但几个月甚至半年一年以后，会发现牙齿变暗，有时在该牙的牙根对应牙龈处出现脓包。这是由于牙齿撞击后，牙齿内部的牙髓受

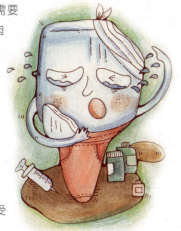

儿童护牙宝典

震荡后不能恢复，从而发生病理性改变，导致牙髓坏死、牙根尖发生炎症。这时，就需要做治疗了，以免炎症进一步影响乳牙下方的恒牙发育。有些牙齿外伤后会发生牙根吸收，牙根吸收初期并无任何症状，家长通常都发现不了。但牙根吸收通常用药物都无法控制，牙齿会逐渐发炎化脓，牙根会越来越短甚至松动。这种情况下就只有拔除这颗牙齿了。所以，外伤后定期的牙科检查很重要，医生可以及时发现异常，及时处理。

牙齿折断

宝宝牙齿摔断，通常是缺一个角，或者缺了半截。这时候，家长们要仔细检查，看摔断的牙齿断面有没有出血点。出血点有时很微小，只看到一个红点，有时候很大，有 2～3 毫米。无论大小，如果有出血点，表明牙齿里面的牙髓暴露出来了，这种情况下必须立刻赶去牙医处。这时候宝宝基本不能用该牙吃饭，喝水也会疼痛，所以越快处理，孩子的疼痛越少。牙齿折断牙髓暴露的情况，牙医会在麻醉下处理这些暴露感染的牙髓，以避免后期发炎。

如果宝宝牙齿的断面并没有出血点，也需要尽早赶到牙医处进行处理。正如前文提到过的，牙本质内有许多细小的牙本质小管，这些小管连通到牙髓。故而如果牙齿折断，牙本质暴露时，牙本质小管可以传递外界的变化，对冷热等各种刺激有敏感反应，这些刺激令牙髓再次受到伤害。牙医可以将暴露的牙本质保护起来，使牙髓免受刺激，从而得到更好的休息恢复。

牙齿挫入

有时候，宝宝摔伤以后，我们会发现牙齿好像变矮，陷进去了一截，严重的情况下，牙齿几乎全部陷入。这种情况也需要尽早带孩子去牙医处检查，医生会根据牙齿挫入的程度、位置、方向，来判断其对骨内下方的恒牙牙胚是否有影响，从而决定如何处理。如果医生判断对恒牙发育有影响，会建议拔除挫入的乳牙。

牙齿脱出

还有一种最严重的情况，就是整颗牙齿完全摔掉脱出。这时候家长一定要保持镇静，找到脱落的牙齿，以避免孩子哭闹时呛入气管。然后赶紧带孩子去牙医处，让医生检查脱落的牙齿是否完整，是否有折断部分在口内，并检查处理伤口。脱落的乳牙一般不建议再种植回去，因为种植成功的可能性较低，而且容易牙髓发炎，引起根尖炎症，影响下方的恒牙牙胚。如果牙齿尚未脱落，但极度松动，这时候牙医通常也只有拔除该牙，否则会造成疼痛、无法进食、发炎、影响恒牙牙胚等情况。

以上这四种情况都可能伴有牙龈出血、牙龈撕裂，严重者牙槽骨骨折，都需要请牙医检查确认处理。总之，牙齿外伤，应尽早去牙医处检查，遵医嘱治疗。

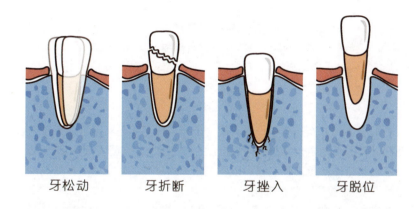

牙松动　　牙折断　　牙挫入　　牙脱位

护牙小贴士

◇ 牙齿撞击过后，无论是否松动、折断、脱落，是否疼痛，都应找牙医检查。

◇ 牙齿外伤，当时做了处理治疗后，一定记住还要定期去牙医那里复查。

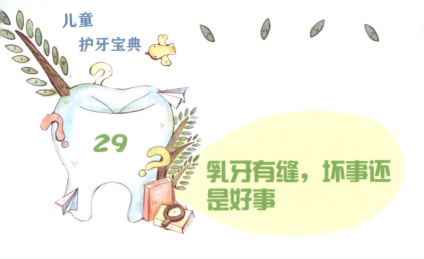

儿童护牙宝典

29 乳牙有缝,坏事还是好事

经常有爸爸妈妈问:为什么孩子的乳牙稀稀疏疏有缝隙,怎样才能排齐啊?需要矫正吗?我哈哈大笑:如果孩子没有其他异常,只是牙齿之间有缝隙,那恭喜恭喜,这是好事啊!为什么是好事啊?一头雾水的朋友们,听我慢慢道来。

对于3~6岁的孩子,乳牙已经长齐,恒牙胚在乳牙下方正准备着萌出。我们都知道,恒前牙的大小比乳前牙宽大。为了给即将萌出的大个子恒前牙准备足够的位置,以利萌出,孩子的颌骨也在发育变宽,于是乳牙之间出现了散在的自然生理间隙。反之,如果到了换牙年龄,而乳牙还是排列得非常紧密,一点缝隙也没有的话,那么比乳牙宽大很多的恒牙萌出后怎么排列呢?原先乳牙所留下来的空隙完全不够恒牙摆放啊,那就只有歪着长,侧着长了!所以,请放心,宝宝4岁以后乳前牙排列稀疏,对以后恒牙的萌出可是件好事情啊。

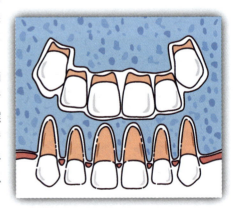

孩子乳牙排列紧密的家长们,也别太担心。孩子的颌骨在整个儿童

期和青春期都还在继续生长，如果颌骨生长的速度追上了换牙的速度，那么牙齿就可能排列整齐。所以，平时保护好乳牙，不要有蛀牙，多进食硬物可以促进颌骨发育，如胡萝卜、黄瓜、苹果等，让孩子自己"啃"，而不是把这些食物切成小块，这样颌骨受到刺激，会加速发育。如果颌骨的生长赶不上换牙的速度，牙医们也可以帮助孩子，采用各种干预方法促进颌骨的发育，给新换的恒牙准备出足够的宽度来排齐牙齿。

但是还有一些情况，比如在颌骨中埋伏生长着多生牙，这异常多出来的一颗或几颗牙胚挤开了乳牙，也会表现出牙齿排列稀疏。还有一些其他疾病也会表现为牙齿排列稀疏，比如颌骨内的囊肿等。所以，孩子要每3~6个月进行检查，必要时候拍X线片，及时发现颌骨里的任何异常。

爸爸妈妈们，您所看到的也许不过是宝宝牙齿稀疏不整齐，牙医们却要通过检查来仔细分析判断，并排除各种可能性。请您定期带孩子检查，让牙医们随时了解颌骨和牙齿的发育情况，让颌骨和牙齿能够齐步跑，顺顺利利地萌出一口整齐的新牙！

护牙小贴士

◇ 乳牙排列稀疏通常是因为颌骨在生长发育变宽，是为将来恒牙的萌出做准备。

◇ 孩子平时的食物不要太精细。长期进食软质食物，颌骨无法得到有效刺激，生长缓慢，换牙时期就容易出现牙列不齐。

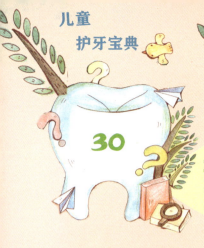

30 孩子的不良口腔习惯

爸爸妈妈们，你们对于小宝宝，最关注的恐怕就是牙齿白不白的问题。等孩子到换牙阶段，可能更关注孩子牙齿整齐不整齐，有没有龋牙。可是你们知道吗？牙齿整齐不整齐，可以从小宝宝的时期就开始预防了哦！

婴幼儿时期，由于吸吮本能的反射、喂养不足或者不愉快的心理因素，婴幼儿会有暂时性的吸吮拇指、咬唇等习惯。这些暂时性的习惯对孩子牙齿和颌面部的发育并不会有什么影响。随着孩子渐渐长大，这些不良习惯可能就会淡去。但是，如果孩子长期保留这些不良口腔习惯，会引起口腔肌肉的功能异常及咬合的变化，这些对牙齿及颌面部发育都会有影响。下面，我就和大家具体聊聊究竟有哪些不良的口腔习惯吧！

吮指习惯

有些小朋友爱吃手，特别是吮吸拇指或食指。如果这些只是偶尔现象，那没有关系。如果是长期习惯，比如长期每晚必须吮指才能入睡，这种情况就需要干预了。因为，如果手指位于上下牙弓之间，牙齿受力会引起上前牙向前突出，上下前牙不能正常接触咬合。吸吮时，两侧脸颊的肌肉用力，导致牙弓的侧方被挤压变狭窄，原本正常弧形的牙弓变成了尖形。手指对上腭（即口内的天花板）的压力会造成上腭高拱，妨碍鼻腔的正常发育。除了吮指，有些孩子常年爱咬被角、咬铅笔、咬指甲，这些都是不良的口腔习惯，会造成牙齿咬合异常、牙列畸形以及颌面部发育异常。

吐舌习惯

吐舌习惯，又称婴儿式吞咽。几乎所有婴儿都有婴儿式吞咽，吞咽时舌头位于口腔前部，这有利于吮吸妈妈的乳汁和奶瓶的奶水后吞咽下去。但出生6个月后这种吞咽方式基本就减退，为咀嚼吞咽和消化固体食物做准备。如果长期保留这种吞咽习惯，比如常年使用奶瓶，而没有学会正常的吞咽，舌头习惯于前伸位置，舌肌对前牙就有向前的推力。舌头在休息状态下，正常的位置是舌尖顶在上腭最前缘。如果舌头抵在上前牙，这种推力就会使上牙向前向外突出；如果舌头抵在下前牙内侧，这种推力就会使下前牙前倾，甚至形成反𬌗；如果舌头抵在上下牙之间，可能会使上下前牙不能咬合在一起，形成开𬌗。有些孩子在换牙期间，由于前牙松动缺失或新牙萌出的不适，会习惯性地去舔、顶空隙处或新牙，也会对新萌出的牙齿有一定的推动力量。舌位在前的吞咽方式，导致吞咽时舌肌不能正确用力，也会对下颌骨的发育造成影响。

口呼吸习惯

口呼吸习惯常常是由于过敏性鼻炎、腺样体肥大、扁桃体肥大等问题引起的。这些疾病导致孩子不能用鼻子正常呼吸，不得不张口呼吸。当鼻炎等疾病症状减轻后，口呼吸会减少。但有些孩子即使病愈后，仍然会保持口呼吸的习惯。

长期张口呼吸会破坏口腔、鼻腔的正常气压而影响发育，张口时两侧脸颊肌肉压迫牙弓，也妨碍牙弓的正常发育，形成狭窄的牙弓形态、上前牙前突、面形拉长、上唇短翘、下颌后缩、口唇不闭、眼圈发黑的"口呼吸面容"。为了扩大鼻咽部的通气，孩子不得不将头向前伸，以打开气道，故而无论站立行走，都是保持伸脖子的姿势，而不是正常的直立状态，这将会影响脊柱的正常发育。此外，口呼吸对全身健康还有潜在危害，如血氧饱和度降低，导致精神不好、注意力无法集中，甚至与心脏病、高血压有相关性等。

如何判断孩子是否有口呼吸习惯？家长可在孩子玩耍或看书写字等不说话的时候，观察孩子的嘴唇是否闭合，或者观察孩子在睡眠时，嘴唇是否经常张开而不能闭合。如果一直张开，则可以判定口呼吸习惯，应尽早带孩子去耳鼻喉科医生或牙医那里检查。

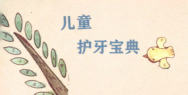

儿童护牙宝典

异常的唇习惯

有些孩子喜欢抵嘴唇、咬上唇或咬下唇，这些习惯产生的力量都会加载在牙齿上，使牙齿顺着力量的方向移动，出现牙齿移位和牙弓的变化。家长要观察寻找原因，比如是否是唇炎引起的咬唇，针对病因让孩子改变这些习惯。

偏侧咀嚼

如果孩子一侧牙齿有一颗或多颗龋齿引起疼痛而无法咀嚼，或者多颗乳牙龋坏缺失无法咀嚼，或者有严重错位的牙齿，都会导致孩子用另一侧牙齿咀嚼。用进废退，长此下去会导致两侧牙弓及颌骨发育不平衡，形成面部大小不对称。无法咀嚼的一侧牙齿，也因没有咀嚼而缺乏自洁作用，会造成一侧食物堆积、牙龈红肿发炎等情况。

各位爸爸妈妈，你们的孩子有没有这些不良口腔习惯呢？请多加观察，尽早发现，寻找根源，戒除

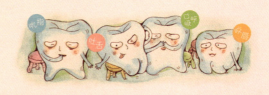

不良习惯。比如，戒除吮指习惯；1岁以后要开始戒除奶瓶，使用杯子喝奶；戒除伸舌头的习惯；去耳鼻喉科就诊，改善鼻炎、腺样体肥大等通气障碍；改变咬唇抵嘴习惯；龋齿要及早补牙修复。如果无法分辨或去除这些不良习惯，可以请牙医帮忙，及时干预，以免对牙齿及颌骨的发育造成不良影响。如果已经发生了牙齿、颌骨的异常，应请牙医给予早期矫正。

护牙小贴士

◇ 孩子长期的口腔不良习惯会导致孩子颌面部肌肉功能异常，从而影响颌骨发育及牙齿排列。

◇ 定期牙科检查，有利于发现这些不良口腔习惯以及牙齿排列、颌面部发育的异常。

◇ 已经发生异常的，应根据孩子具体情况进行早期矫正。

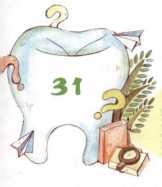

31 宝宝的牙科检查到底查什么

爸爸妈妈们,你们可能经常听到牙医们反复建议:带宝宝3～6个月来检查一次。那么,你们好奇到底牙医们要检查些什么吗?

面部发育

孩子面部是否对称?形态是否正常?发育是否正常?由于龋齿、不良咬合或者不良习惯导致的偏侧咀嚼有可能造成面部两边不对称,牙弓发育的障碍也会导致面部发育的不协调。

牙齿发育和咬合

孩子牙齿长出了几颗?形态颜色正常吗?排列得整齐吗?有没有萌出异常?有没有地包天或其他咬合异常?有没有色素?换牙期间的乳牙松动情况如何?新牙萌出情况如何?

龋齿

有没有龋齿、奶瓶龋?有没有牙釉质早期脱矿?龋齿的深度、范围如何?以前补的牙有没有问题?如有必要需要X线片检查。

牙龈和口腔软组织

牙龈是否红肿出血?是否有牙龈炎、牙周炎?舌头及唇舌系带是否正常?黏膜是否正常?有没有溃疡、水疱或其他异常?

口腔不良习惯

有没有吮指、咬唇、咬铅笔等异物习惯?有无口呼吸、夜磨牙等不

儿童护牙宝典

良习惯？不良习惯会导致牙齿咬合异常、面形异常及呼吸系统疾病。

预防治疗建议

是否有牙齿需要窝沟封闭？是否需要涂氟？需要一些其他的干预措施吗？

保健指导

如何有效刷牙？是否需要使用牙膏？如何使用牙线？根据孩子情况，做具体的饮食卫生指导以及告知其他生活注意事项。预约下次检查。

亲爱的爸爸妈妈们，每3～6个月的常规检查，也许你看到的只是牙医让宝宝张开嘴看了看，小镜子照了照，其实看的内容很多呢，牙医们心里可有着数呢！爸爸妈妈们也要主动告诉牙医，你的宝宝的日常口腔习惯、饮食习惯、清洁措施等，让牙医能更好地了解宝宝，更有针对性地进行口腔健康指导。

至于到底是3个月还是6个月进行检查？我建议年龄小的孩子还是3个月为好，因为小宝宝们的乳牙比成人的恒牙在牙齿结构上更容易龋坏，宝宝的饮食结构也更容易让他（她）们产生蛀牙，乳牙一旦龋坏，发展的速度也会很快。对于大些的孩子，比如10岁以上的，如果孩子的刷牙措施做得好，又是低龋风险的牙齿，也可以和成人一样6个月检查一次。

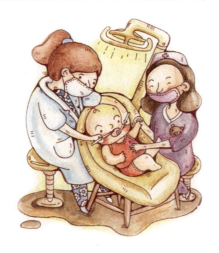

Part 3
婴幼篇

爸爸妈妈们,以上就是宝宝牙科检查的内容。那么,你们知道带宝宝来看牙医之前,都需要在家里做些什么功课吗?怎样说服宝宝高高兴兴地来呢?下一篇我们再说哦。

护牙小贴士

◇ 定期牙科检查有助于及早发现孩子牙齿和口腔内的任何异常。

◇ 定期牙科检查还有利于孩子对牙医的熟悉,从而减少牙科畏惧,并让孩子养成良好的口腔清洁习惯。

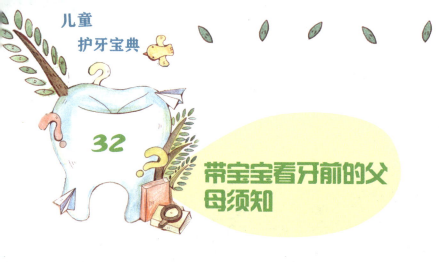

32 带宝宝看牙前的父母须知

要带孩子去检查牙齿了,要带孩子去补牙了,作为爸爸妈妈的你,紧张吗?会不会想到牙科钻头就心里凉飕飕?还得装作平静地说:"宝宝,我们明天去看牙医,放心,不会痛的。就一下下,马上就好。把牙齿补好了,我给你买巧克力!"

别!这种话千万说不得。为什么呢?请看看下面带宝宝就诊前的家长须知。

1. <u>上午带宝宝来看牙医</u>。宝宝一般上午精神好,情绪也好,快乐的宝宝容易和人沟通。下午宝宝容易犯困瞌睡、情绪不好,难以配合检查。

2. <u>宝宝不能空腹,也不要过饱</u>。宝宝空腹容易情绪不佳,不配合检查。过饱的话,检查时候若稍微挣扎一下,容易呕吐。

3. <u>以积极快乐的方式告诉宝宝,要去看牙医</u>。比如:宝宝,今天我们去找教我们刷牙的阿姨,她们会教你刷牙,还会带你玩游戏,有会自动上下的像电梯一样的椅子,有会喷水的水枪,还可以给牙齿洗澡。当然,要实事求是地说,别编瞎话骗孩子。也千万不要等到孩子牙齿痛了才第一次看牙,那样孩子怎么会觉得"积极快乐"呢?

4. <u>严禁语言的不良暗示</u>。不要使用"不会痛""痛不痛"这样的词语,严禁平时用"不听话就带你去拔牙""不乖就带你去医院打针"这样类似的把惩罚和牙医、牙齿检查、牙齿治疗联系在一起的话语。有这样经历的孩子往往在进医院或牙科诊所之前就哭哭闹闹不肯进来了。

5. <u>不要把奖赏作为去看牙医的条件</u>。让孩子把看牙医、做牙齿检查作为一件常规的事情，如同量身高、称体重、检查视力一样。而不是父母威逼利诱，拿奖励作为条件，或者孩子索要奖励才去做牙齿检查。我见过有些大孩子在爸爸妈妈掏出几百块钱给他（她）做奖励的条件下，才哭哭闹闹地勉强接受牙齿检查。一叶知秋，一个小片段就能看出家庭教育的结果。这样教育的后果，大家都心知肚明。如何正确爱孩子、教育孩子，在看牙过程中都能体现出来。

6. <u>家长要表现淡定</u>。爸爸妈妈们要对"去看牙医"这件事情表现得很冷静很淡定，尤其是在面对牙医的时候，态度要自然地、信任地把孩子交给医生。家长任何紧张、不安、担心、害怕、恐惧等情绪都会通过话语和动作传递给孩子。特别是当一家七八个人簇拥着一个孩子来看牙的时候；当牙医检查时，爷爷奶奶外公外婆爸爸妈妈姑姑阿姨一起上来七嘴八舌哄劝孩子的时候，结果可想而知。另外，1～2岁的小宝宝即使在玩耍熟悉了一段时候后，当牙医让他（她）张嘴看牙齿的时候，也可能会害怕抗拒哭闹。但其实牙医检查宝宝口腔往往只需要几秒钟，即使哭几声也不必担心。在宝宝亲身体验了检查牙齿这件事情之后，明白只是张开嘴看看，并无疼痛不适，宝宝也会慢慢适应配合的。

7. <u>要预约，要准时</u>。目前不少医院和诊所已经开始实施预约制度，预约制能够减少爸爸妈妈们就诊等候的时间。准时到达就诊，更能使就诊过程顺畅。

8. <u>平时多累积铺垫</u>。用快乐的故事绘本、有趣味的活动来引导孩子树立牙齿健康的正确观念。比如，可以在家里扮小牙医的游戏；和孩子一起看教刷牙的故事绘本；和看过牙医、不怕牙医、和牙医有较好沟通的小朋友一起玩耍交流。

儿童护牙宝典

总之,良好的开端是顺利治疗的前提,宝宝对牙科的兴趣和好奇、与牙医的熟悉和亲密,一定会有利于宝宝的牙齿健康,也是牙医们最开心的事!爸爸妈妈们,我们需要做的就是引导孩子、教育孩子,陪伴孩子慢慢长大。

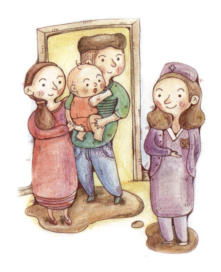

护牙小贴士

◇ 家长对孩子的正确引导,不吓不宠的淡定表现,有助于孩子顺利接受牙科检查。

◇ 平时让孩子多看、多听牙齿保护的小故事,有助于孩子接受爱牙护齿的理念,从而顺利接受牙科检查。

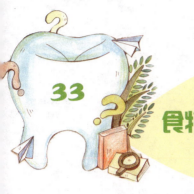

食物与牙齿健康

大家都知道,糖是引起蛀牙的一个主要因素。除了糖果,又有哪些容易引起蛀牙的食物呢?而吃哪些食物不容易蛀牙呢?这里,我们就来聊聊容易致龋和不易致龋的食物吧!

容易致龋的食物

容易致龋的食物通常比较甜黏,在牙面上不容易清洁下来,比如糖分较高的饼干、蛋糕、糖果等。在进食这类食物时,要注意次数和频率,不能过于频繁。此外,进食完后最好用清水漱口,方便的话最好及时刷牙,冲洗清洁牙面,减少糖分在牙面停留的时间。

对于 3 岁以内的小宝宝,禁止喂食糖果,这不但可以保护牙齿、减少蛀牙概率,也避免了宝宝吞食糖果阻塞气道的意外危险。饼干、蛋糕也需适量。

非甜黏的食物,如米饭、面条等主食,也需要我们加以注意。这些碳水化合物虽然不像蛋糕、饼干那样甜黏,但它们在消化分解过程中会产生糖分,成为细菌能量代谢的来源。这也是有些爸爸妈妈一直疑惑的"孩子很少吃糖为什么也会蛀牙"的一个原因。

因此,我们每日三餐进食后,应清洁口腔,减少食物残渣在牙面的停留,减少细菌的能量补充,从而减少蛀牙的发生概率。

儿童护牙宝典

蛋白质是宝宝营养的重要来源,孩子需要保证每日的奶量。但是,家长们要格外注意这些奶类食物对牙齿的危害。关于母乳、配方奶与龋齿的关系,我们在前文"婴幼儿龋齿与奶"中已经探讨过了。宝宝最好能在6个月到1岁之间戒除夜奶和奶睡,这样可以避免奶水在牙齿表面长时间残留,减少蛀牙的发生。

不容易致龋的食物

不容易致龋的食物就是那些可以摩擦牙面,不易黏滞在牙齿表面,在分解过程中不产生糖或者产生较少糖的食物,如粗纤维的蔬菜等。胡萝卜、黄瓜等蔬菜都是非常好的,既是纤维又不会很甜,可炒菜,也可凉拌,生吃也可以。让孩子多啃生胡萝卜、黄瓜、玉米等,还可以促进颌骨的发育。

水果可以补充水分和维生素,含纤维多,也是日常应该吃的食物,但要注意含糖量多的水果不能过量。不少爸爸妈妈问可不可以吃甘蔗,甘蔗虽然纤维多,但含糖量高,食用时也要注意不要过多,吃完后漱漱口。

大家都知道酸会腐蚀牙齿,那么酸奶会不会引起蛀牙?这也是爸爸妈妈们普遍关心的一个问题。酸奶,尤其是含有益生菌的酸奶,对人体的健康作用,已有上百年的研究。目前的科学证据普遍认为,酸奶对孩子的胃肠道调节、免疫功能的提高有一定积极作用。益生菌酸奶对龋齿的影响,科学研究结果目前认为,酸奶并不会增加龋齿的风险,相反,可能还有一定的抑制龋齿发生的作用。但还需大量的研究来证实这个观点。此外,市场上也有一些不含益生菌的酸奶,需要注意不能过多饮用。

食物与牙齿美观

食物不仅与龋齿有相关性,对牙齿的色泽美观也有关系。比如,常吃深色的食物,如巧克力、海苔等,可能会引起牙面的色素沉着,牙齿变得一点点黑起来。食用这些深色食物,尤其要注意把牙刷干净。如果已经形成牙面色素沉着,可以到牙医处清洁干净。此外,长期服用中药或某些药品,也可能造成牙面色素沉着。

上面和大家聊了聊各类食物与牙齿健康的关系。其实,我们只要清楚了蛀牙发生的原因,就能区分出哪些食物可以多吃,哪些食物应该少吃。

但是,过犹不及,凡事不能绝对,也不可能完全禁止孩子吃一些他们爱吃的甜点。适当让孩子吃一点爱吃的东西,均衡营养,餐后及时漱口刷牙,保持口腔的清洁,定期看牙医,这就很好了!

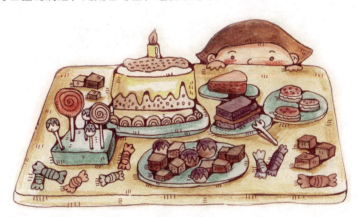

护牙小贴士

◇ 甜、黏的食物容易致龋,比如饼干、蛋糕、糖果。
◇ 粗纤维、低糖分的食物不容易致龋,比如蔬菜、含糖量低的水果。

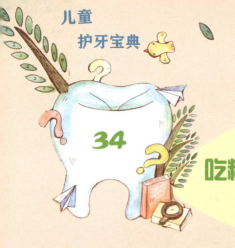

34 吃糖与蛀牙的学问

当小朋友们被牙医发现有蛀牙的时候，大人们通常认为："瞧，就是吃糖吃多了吧？！"也有的家长觉得很冤枉："我们很少给宝宝吃糖啊，为什么还有蛀牙？"有的家长很无奈："宝宝就是爱吃糖，挡也挡不住。"

那么，吃糖和蛀牙到底是什么关系？吃糖一定会蛀牙吗？不吃糖的孩子为什么也会蛀牙？到底该不该给孩子吃糖？

前面我们了解了蛀牙（龋齿）的四大因素，包括：食物、细菌（口腔内致龋菌的组成和比例）、牙齿（组成和结构）和时间（食物存留在牙齿表面的时间）。其中的食物因素并不是单指糖，除了糖果、饼干、蛋糕、面包、牛奶、肉菜、饮料，我们吃的米饭馒头，也是蛀牙的食物因素。可以说几乎所有能分解产生糖分的食物，在有大量致龋菌的牙齿表面长期存留，都可能引起蛀牙。

所以，即使有的孩子不怎么吃糖，但如果刷牙不干净，口腔内的致龋菌多，也可能会长蛀牙。而又甜又粘的食物，如饼干糖果，由于含糖量高、黏滞在牙面不容易刷掉，更是牙齿的"敌人"。

如果孩子在上述食物、细菌、牙齿和时间四个因素方面都不合格，那蛀牙的概率就很大了。爸爸妈妈们，可以按照以下的几个问题，自己评估下这四个因素。

1. 孩子的食物结构是不是甜黏的占多数？比如每天饼干、糖果、蛋糕的量是不是很多？如果有，要改善。

2. 爸爸妈妈自己是不是有过蛀牙？孩子的亲近照顾者的口腔细菌含量和成分会影响到孩子的口腔细菌含量和成分。避免亲吻孩子嘴唇，孩子使用单独的碗筷。家长自己的牙齿要治疗好，减少口内细菌，并养成良好的口腔卫生习惯。

3. 孩子的牙齿要定期检查，定期涂氟，稳固牙齿的结构。适时做窝沟封闭，减少牙齿表面可以藏匿细菌和食物的缝隙。

4. 早晚刷牙，每日使用牙线，饭后漱口，减少食物在牙齿表面存留的时间。小宝宝尽早减少或结束夜奶，夜奶后用干净湿纱布或牙刷清洁下宝宝牙齿。

回归前面的问题，可不可以给孩子吃糖

孩子爱美食是天性，正如想要减肥的妈妈们一样，知道冰激凌和蛋糕是减肥天敌，但仍然会偶尔让自己享受一下。完全禁止孩子吃糖的天性，是不主张、其实也做不到的，因为孩子大了以后总会和其他人接触，总会见到糖果的。比如，邻居阿姨看着孩子可爱给颗糖，小朋友们之间玩耍分享糖果，生日派对、除夕新年满大街都是糖果。所以，适当吃糖是不可避免的，但一定要注意吃完后及时刷牙漱口。

所以，3岁以下的小宝宝，家长尽量避免给孩子吃糖。大一些的宝宝，家长们可以控制下，限定每日或每周的量，告诉宝宝吃糖会容易蛀牙，不能多吃，吃完漱口。另外，吃糖的时间可以安排在靠近正餐的时候，这样牙齿在每日三餐之间会有"休息"的时间，不至于时刻都浸泡在细菌分解食物产生的酸的攻击中。

儿童
护牙宝典

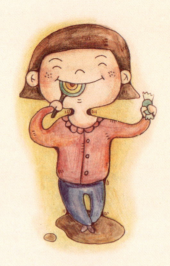

关于吃糖和蛀牙的话题就讲到这里了。衷心希望爱护牙齿是件快乐的事,而不是充满痛苦、负担和纠结的历程!

护牙小贴士

◇ 并不是只有糖果才含糖,很多食物都能分解产生糖分,这些都可能会引起蛀牙。

◇ 吃糖与保护牙齿并不是绝对对立的。

◇ 进食后多漱口清洁牙齿、有效刷牙和使用牙线,才是预防蛀牙的正确途径。

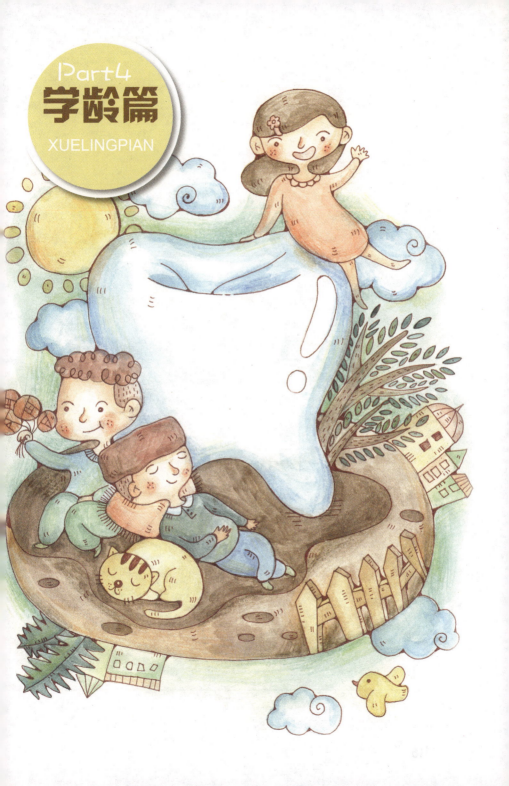

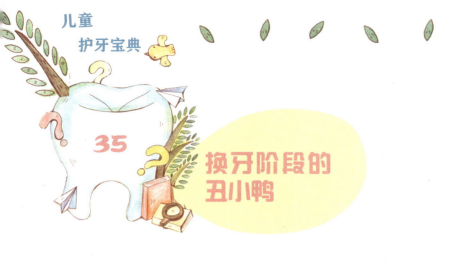

儿童护牙宝典

35 换牙阶段的丑小鸭

孩子换牙了,爸爸妈妈一定特别高兴吧!可是,等等!为什么刚换的新牙这么丑啊?大门牙好像特别大又突出,而且还不整齐,像个外八字,还有缝隙!为什么新牙边缘不整齐,像锯齿一样?是缺少什么元素吗?新牙怎么没有乳牙白?是没刷干净的缘故吗?爸爸妈妈们别着急,换牙期因为乳牙陆续脱落,新牙逐渐萌出,在孩子嘴里发生的变化,会导致一些暂时性的不美观,因此,这个时期也称作"丑小鸭阶段"。现在,我就来讲讲换牙期孩子牙齿的一些特殊现象吧!

为何出现"双排牙"

在孩子6岁左右,有些家长会发现自己孩子的下前牙内侧长出了一颗或者两颗牙,看上去好像有了两排牙齿,这是怎么回事呢?其实,这位于内侧的是新长出的恒牙,而外侧是原本应该替换掉而未掉的乳牙,故而出现了乳牙恒牙并存的双排牙现象。

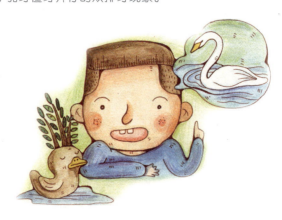

新牙为什么在乳牙后方萌出？乳牙为何没能正常松动脱落？乳牙松动脱落主要是由于位于乳牙牙根下方的恒牙牙胚的刺激作用所致，如果恒牙牙胚的位置略有偏移，对乳牙的刺激作用不够，乳牙就没有明显松动脱落。而恒牙牙胚位置偏移的原因还不明确，目前认为可能和现代人进食精细食物而导致的颌骨退化有关。

出现双排牙，解决方法很简单，就是拔除本应该脱落的乳牙。乳牙拔除后，新长的恒牙会向原来乳牙所在的方向移动，回到正常的位置。

新牙为什么特别大

换牙阶段，乳牙陆续脱落，新牙逐渐萌出，新萌出的恒牙个头比乳牙大，好比大人的蒲扇大手长在孩子的小手臂上，自然显得有些怪异了，但是随着孩子个头渐渐长高，面部骨骼生长发育，乳牙恒牙陆续替换，这新长的大门牙就不会显得大而突兀了。

新牙是外八字吗

这个时期，新长的门牙已萌出，而侧方未萌出的恒牙牙胚正位于已换好的大门牙的牙根旁边，对其牙根压迫的力量致使门牙牙冠向侧边倾斜。因此，门牙会显得外展，像个外八字。但随着侧边恒牙牙胚的萌出，这种暂时性的外八字多数就会自然矫正。

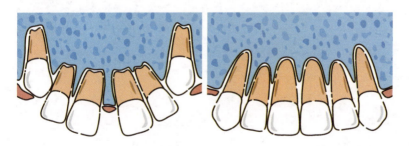

新牙是锯齿状吗

新长出的门牙呈锯齿状是正常现象，这是牙齿正常发育的结果：牙齿切端是由几个发育结节合成的，并不是一个平板发育而成。牙齿萌出一段时间后，锯齿部位将自然磨平。每一个人的牙齿都有这样一个磨平的过程。爸爸妈妈们，你们小时候的牙齿也是这样的哦！

儿童护牙宝典

新牙为什么没有乳牙白

成人的恒牙一般都比乳牙略黄，这是由于乳牙、恒牙的不同特点所致的：乳牙的牙釉质矿化程度低，所以显示不透明的白色；而恒牙的釉质矿化较好，透明度高，内层淡黄色的牙本质更容易透出，所以略显黄。但是家长们要注意，如果牙齿的变色严重，还需请牙医进行鉴别。

以上这些换牙期的特殊现象都是"丑小鸭时期"的生理现象，丑小鸭会长大变成白天鹅的。但在孩子的牙齿生长发育过程中，需要儿童牙医进行详细的检查和科学的指导，分辨出哪些是正常的现象，哪些是需要及时纠正的异常情况。为了我们的宝贝都成为白天鹅，请定期带孩子去做牙齿检查哦！

护牙小贴士

◇ 孩子换牙期间口内会有一些看似异常其实正常的现象：比如门牙特别大，牙齿偏黄，牙齿边缘呈锯齿状。

◇ 如何辨别是否正常？定期找牙医检查，就是最保险的解惑方法。

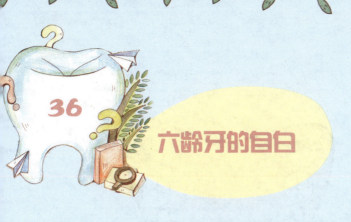

36 六龄牙的自白

大家好，我的名字叫六龄牙，我的正式名字是第一恒磨牙。我和门牙一样，是小朋友们口内最早萌出的恒牙，也是他们从小到大吃饭咀嚼最重要的牙齿。不少爸爸妈妈们都听说过我，但是可能对我还不太了解。这里，我就来自我介绍一下吧！

我的成长

我的胚胎在宝宝还在妈妈肚子里时就开始形成了，宝宝出生时我就开始钙化，宝宝2岁半到3岁的时候我的牙釉质，也就是你们以后可以看到的白白的牙齿外层，就在宝宝颌骨里形成了。所以爸爸妈妈们要好好照顾小宝宝，如果宝宝在婴幼儿时期发生一些重大疾病，这种机体内环境的变化对我的釉质钙化可能会有影响哦。再经过4年的努力生长，在宝宝6岁左右，我悄悄地开始萌出了，所以牙医们给我取了这个好听的名字：六龄牙。

我的位置

宝宝的乳牙一共有20颗，左右上下每侧都有5颗。我就是从第5颗后面悄悄长出的那颗，宝宝的口内左右和上下各1颗，所以我共有4颗。因为我不是替换了乳牙而长出的，所以很多爸爸妈妈们都不知道我的存在。有时候甚至我都成了蛀牙，还有爸爸妈妈说，反正是乳牙，蛀了也没关系。等宝宝实在牙齿痛得受不了了，再到牙医那一看，才知道我是一颗恒牙！爸爸妈妈们，你们一定要认清楚啊，我是从第五颗乳牙后面直接长出来的恒牙！不会再换牙的恒牙！另外，在我萌出的时候，爸爸妈妈们一定要注意让孩子们保持良好的口腔卫生，否则容易引起萌出性牙龈炎，即包绕着我的牙龈出现红肿、出血、疼痛等症状。下图中在乳磨牙后方那颗牙齿就是我——六龄牙，周围牙龈发炎出现红肿，孩子就会出现牙齿不适、牙龈疼痛、影响进食等现象。

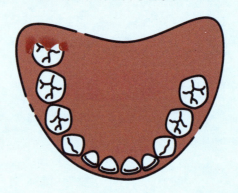

我的模样

我的模样和乳磨牙很像，但是我更大一些，牙齿表面和侧面的窝沟裂隙也更深。这些窝沟裂隙很容易储藏残留的食物，细菌也容易藏在这些角落里，所以我很容易受侵害而成为蛀牙，甚至有时候我刚萌出一小半就变成蛀牙了。爸爸妈妈们，请记得带我去牙医那里做"窝沟封闭"，把我表面窝沟里的缝隙用材料填补封闭起来，给我穿上保护衣，让细菌不能进入，让食物残渣不易存留，减少我变成蛀牙的可能性。关于什么是窝沟封闭，下一篇会有详细介绍。

我的功能

我是宝宝嘴里最早长出的恒磨牙，宝宝有了我，吃饭时的咀嚼能力更强了！就能更好地吸收营养了！此外，我对宝宝的面部发育也很重要哦。如果我龋坏了，会影响宝宝进食，导致宝宝只用一侧咀嚼，造成面部不对称。而且，我是全口牙齿里最强壮的一颗，可以保护和维持前后牙齿和上下牙齿的正常稳定关系，如果我龋坏了或缺失了，我旁边的牙齿兄弟姐妹们就会歪过来、倒过去，它们的生长和排列都会受到影响。爸爸妈妈和宝宝们，你们可要好好爱护我啊，不要让我变成蛀牙，更不要轻易地把我拔了。

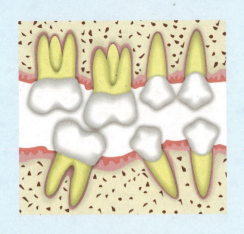

尾声

请爸爸妈妈们认清我，爱护我，珍惜我，经常带我去牙医那做体检。我希望能健健康康地陪伴宝宝一起长大，从孩童到少年，从青春到耄耋，日出日落，花开花谢，见证孩子的快乐和烦恼，陪他们度过琐碎而幸福的一生。

护牙小贴士

◇ 六龄牙是第一恒磨牙，在孩子6岁左右，从乳磨牙后方直接萌出。

◇ 六龄牙表面窝沟裂隙深，应在萌出后去牙医处做窝沟封闭，可以有效减少蛀牙的发生。

◇ 六龄牙是所有牙齿中最强壮的一颗，应好好爱护。

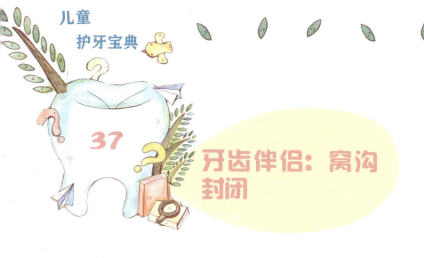

儿童护牙宝典

37 牙齿伴侣：窝沟封闭

上一篇我们简略地提到了孩子的六龄牙应该做窝沟封闭。现在，我们来详细了解一下窝沟封闭这位牙齿的好伴侣吧！

窝沟封闭的意义

亲爱的爸爸妈妈们，你们知道吗？我们每个人口内的每一颗牙齿都并不是一个完全光滑的平面。比如位于口内后方的磨牙，咬合面窝沟呈沟壑起伏状。即使是如平板一样的门牙，靠舌头的那面也是高低起伏成一定形状的。而磨牙表面的窝沟裂隙最为明显和复杂。

这些窝沟裂隙实际上比我们肉眼看到的更深。右图是磨牙的剖面示意图，我们可以看到小沟隙深达釉质深部。其实，真实的窝沟形状各有不同，有钝角形状，有狭长的裂隙形状，有的在牙齿深处又分成几条小沟。牙刷的刷毛难以深入到这些窝沟里进行清洁。这些卫生死角正是食物和细菌最喜欢的驻扎地，许多龋坏正是从此开始的。

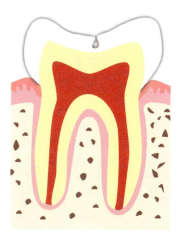

牙齿窝沟形态的复杂性和隐匿性使得这些地方成为了龋齿的高发地。故而，对刚萌出、尚未龋坏的牙齿来说，将这些

卫生死角封闭起来，是最好的预防龋齿的方法。窝沟封闭技术，就是对牙齿表面进行处理后，将液体状的封闭剂涂布在窝沟处，让其渗进窝沟裂隙，再使用一定波长的光源对封闭剂进行固化处理，渗入进裂隙中及充盈在窝沟内的封闭剂经固化后变硬，成为一层光滑而结实的屏障，长期存留在牙齿窝沟内。下图就是窝沟封闭前后的对照图，窝沟部位原先深色裂隙处，被白色的窝沟封闭剂填满了。这样既杜绝了食物和细菌进入窝沟裂隙，又使窝沟处的刷牙工作变得简单有效多了。

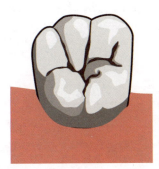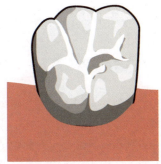

窝沟封闭注意事项

哪些牙齿需要做窝沟封闭

只要有窝沟裂隙深的牙齿都可以做窝沟封闭，而窝沟裂隙深的牙齿通常是磨牙。因此3岁左右长齐的乳磨牙，6岁左右萌出的第一恒磨牙（即六龄牙），12岁左右萌出的第二恒磨牙都可以做窝沟封闭。除了磨牙，有些孩子12岁左右萌出的双尖牙的窝沟也比较深，也是可以做的。甚至有些前牙的舌面存在一些特殊的裂隙结构，也可以做窝沟封闭。总之，可以请医生检查判断哪些牙齿有窝沟，哪些牙齿适合做窝沟封闭。

做窝沟封闭要注意什么呢

最重要的一点是孩子的配合。乳磨牙通常3岁左右完全萌出时就可以做了，但这个年龄的孩子可能配合度不够。如果孩子不能配合，往往

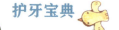

不能做到有效的唾液隔离，从而影响粘结效果，造成封闭剂脱落。所以，做窝沟封闭的适宜年龄为：乳磨牙3～4岁，六龄牙6～7岁，第二磨牙12-13岁。当然，这只是大致年龄，具体到每一个孩子，需要结合牙齿的检查情况以及孩子的接受配合情况而定。比如高龋风险的孩子，可以提早做。

如果孩子牙齿已经龋坏了，还能做窝沟封闭吗

如果龋坏的部位正是窝沟处，已经不存在正常的窝沟形态，那自然不必再做窝沟封闭了；如果龋坏的部位不在窝沟处，或在一部分窝沟处，那么未有龋坏的窝沟部分则可以做。

做完窝沟封闭，就不会长蛀牙了吗

窝沟封闭只是封闭住那些容易滞留细菌和食物的沟裂，封闭之后，卫生死角没有了，刷牙也容易多了。窝沟封闭是从牙齿结构方面，降低了牙齿罹患龋病的风险。但只要有牙齿，只要有进食，口内有细菌，不注意清洁卫生就可能会产生蛀牙。不长蛀牙的关键在于日常的有效清洁维护以及定期去牙医处检查。

窝沟封闭是目前国际上常见而有效的预防龋齿的方法之一。大量科学文献证实，窝沟封闭对龋齿的预防作用功不可没！爸爸妈妈们，记得带宝宝去做窝沟封闭哦。

护牙小贴士

◇ 磨牙窝沟是最容易龋坏的地方，窝沟封闭可以封闭这些卫生死角，有效预防龋齿。

◇ 做过窝沟封闭的牙齿，并不是就一劳永逸，仍需做好口腔清洁，定期检查。

38 恒牙萌出来报道

孩子要换牙了，家长们都很关心这件大事。几岁开始换牙啊？幼儿园的小朋友好几个都换牙了，我们家孩子的牙怎么还没松动？什么时候牙齿全部换完？先换上牙还是下牙啊？要了解恒牙萌出的时间和顺序，首先来认识一下我们嘴里朝夕相处的牙齿朋友们的名字吧！

恒牙和乳牙不一样。乳牙有三种形态：可以切断食物的切牙、用来撕裂食物的尖牙和碾磨食物的磨牙。而恒牙除了有切牙、尖牙和磨牙外，还有一种不同于乳牙形态的牙齿，叫"前磨牙"。恒切牙替换乳切牙而萌出，恒尖牙替换乳尖牙而萌出，而替换乳磨牙的就是前磨牙。因为它们的后方就是第一磨牙（即六龄牙），所以得名前磨牙。乳牙有20颗，而恒牙有28～32颗。

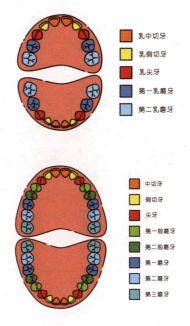

通常最早开始松动脱落的牙齿是下颌乳中切牙，就是下排牙正中的两颗门牙，这两颗牙在孩子6～7周岁松动脱落。与此同时，六龄牙，即第一恒磨牙悄悄地在乳磨牙后方直接萌出。接下来上面正中的两颗中切牙，

儿童护牙宝典

在 7～8 周岁时候长出,替换掉乳中切牙。随后,它们旁边的牙齿也开始松动替换。前牙换完,后面的乳磨牙也开始陆续松动脱落,前磨牙萌出。整个换牙阶段从 6 岁左右开始,直到 12～13 岁结束。在此之后的数年里,第二磨牙、第三磨牙陆续萌出。第三磨牙通常在 17～25 岁萌出,有的人则先天缺少第三磨牙。具体各牙萌出时间见下图。

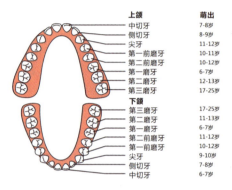

上颌	萌出
中切牙	7-8岁
侧切牙	8-9岁
尖牙	11-12岁
第一前磨牙	10-11岁
第二前磨牙	10-12岁
第一磨牙	6-7岁
第二磨牙	12-13岁
第三磨牙	17-25岁

下颌	
第三磨牙	17-25岁
第二磨牙	11-13岁
第一磨牙	6-7岁
第二前磨牙	11-12岁
第一前磨牙	10-12岁
尖牙	9-10岁
侧切牙	7-8岁
中切牙	6-7岁

恒牙萌出的顺序和乳牙类似,也基本遵从"中间向两边,一二四三五,左右相对称,先下再上数"的规律。和乳牙一样,恒牙的萌出受许多因素的影响,如遗传因素、种族、性别、营养疾病、地区差异,等等。只要整个生长趋势符合规律,个别牙齿的萌出顺序略有差异,都是正常的。

护牙小贴士

◇ 换牙时期从 6 岁左右开始,到 12 岁左右结束。12 岁左右换牙完毕后,第二磨牙、第三磨牙陆续萌出。恒牙一共 28～32 颗。

◇ 恒牙的萌出顺序和乳牙类似,也基本遵从"中间向两边,一二四三五,左右相对称,先下再上数"的规律。

39 牙齿外伤是急诊

前面我们谈过乳牙摔伤怎么办，现在我们来聊聊如果新萌出的恒牙摔伤了该怎么办？

恒牙的外伤多发生在小学和中学阶段。这时候的孩子门牙刚刚替换，恒牙通常看上去比较大而突出，孩子又活泼好动，常参与各种课外体育活动，或互相之间追打玩闹。这些因素导致孩子新换的门牙很容易发生外伤。

牙外伤的几种类型

恒牙外伤后的表现和乳牙外伤类似，通常有以下几种情况。

第一种，牙齿无松动或轻微松动

首先，要去找牙医拍片确认牙根有无折断。若无根折，医生会嘱咐孩子避免用受伤的牙齿咬东西，近期内进食软质食物，避免二次撞击伤，并注意口腔清洁。牙齿会逐渐恢复稳定。此外，需要定期去牙科检查，因为有的牙齿的牙髓在受到撞击震荡后不能恢复，会慢慢坏死、发生炎症。这在外伤当时是无法判断出来的，必须复查追踪。

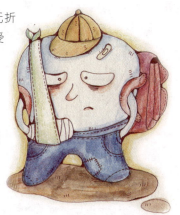

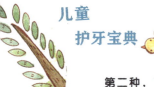

第二种，牙齿折断

牙外伤最常见的就是牙齿摔断，应立即带孩子去牙医处就诊。牙齿折断时，可能会有牙髓损伤，需要医生检查判断，并做相应的处理。

牙齿折断有几种类型。一种是单纯的硬组织折断，牙内部的牙髓尚未暴露出来。这种情况下，通常可以将牙齿直接修补好，定期复查就可以了。另一种是牙齿硬组织折断，伴有牙髓暴露，肉眼可以看到牙齿断面有红色出血处。这时候孩子通常不敢进食和喝水，触碰到牙齿就会疼痛。这种情况下要立即去医院，越快越好，因为牙髓的感染会随着时间推移而扩散加重，治疗的难度也会增加。还有一种情况就是牙根也折断了，这种情况比较复杂，需要医生综合判断处理。家长们需要记住的是，折断的那部分牙齿要记得带到牙医处，有些情况医生是可以将折断部分再接回去的。

第三种，牙齿挫入或脱出

牙齿挫入就是整颗牙齿看上去变矮，实际上是整体往牙根方向挫入。牙齿脱出就是整颗牙齿完全摔掉脱位，有时是掉落出来，有时是掉落在口内，有时还在牙齿原来位置上，但已经完全松动地悬浮着。这两种情况可能伴有牙龈的撕裂、出血，甚至牙槽骨的骨折。遇到这些情况，家长要保持镇静，找到脱落的牙齿，赶紧带孩子去牙医处。牙医会检查脱落的牙齿是否完整，是否有折断部分在口内，并检查处理伤口。挫入的牙齿可以复位，脱落的牙齿可以再植回去，但存活的概率和牙齿脱落的时间、牙根的污染程度、牙齿的发育程度等相关。

牙外伤的注意事项

当孩子发生牙外伤，尤其是牙齿脱落时，家长需要牢记的要点如下：

1. 尽量在 30 分钟内赶到牙医处。越早，牙齿种植回去成活的可能性越大。

2. 牙齿切忌干燥保存，不能用纸巾包裹。切忌刮擦牙齿表面。拾起牙齿时，手指捏住牙冠的部位，不要碰触牙根表面，以免损伤牙根表面的细胞，影响种植成活。

3. 脱落的牙齿要保存好。最好的方法是用手指捏住牙冠，用清水冲洗牙根，再将牙齿放置回牙槽窝内，然后咬住毛巾或纱布卷，立即就医。这种方法需要家长冷静镇定，太慌张，见血就晕的家长可能无法做到。还有一种方法，就是将脱落牙齿含在口内，在唾液中保存。但孩子小，又遭遇外伤，心里恐惧，可能有误吞的危险，也需要家长和孩子保持冷静。

如果做不到上述两种口内保存的方式，也可以用口外保存的方法。比如有些学校医务室会有牙齿保存液，如果能将脱落牙齿放在里面也是很好的。如果没有，牛奶就是比较合适的保存液了。没有牛奶的话，生理盐水也可以。实在都没有这些的话，泡在清水也比干燥保存好。如果有条件，将牙齿浸泡在这些液体里，在 4℃环境下送到牙医处。

如果时间紧急，可将脱落的牙齿放进装有牛奶的小瓶子，盖紧盖子后，从冰箱里找点冰块包裹住瓶子。但记住要争分夺秒，尽早赶到牙医处。

总之，<u>牙外伤是急诊！</u>千万不要一拖再拖，延误最佳的治疗时机。而如何避免牙外伤，就需要家长们在日常生活中注意保护孩子，并叮嘱孩子自我保护。孩子在进行激烈的体育运动时，可以佩戴定制的运动防护牙托。运动防护牙托覆盖并包裹住牙齿、牙龈以及牙槽骨，可以分散力量的传导，减少受到的冲击和损伤，减少牙外伤发生的概率。

护牙小贴士

◇ 牙齿外伤是急诊，无论是折断还是脱落，尽早找牙医检查治疗。

◇ 脱落的牙齿要找回，保管好，带回给牙医。

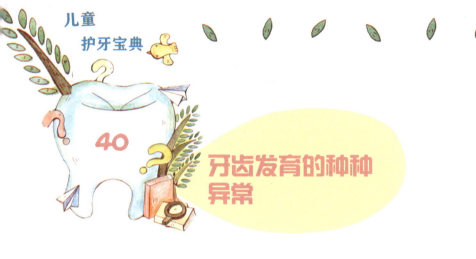

40 牙齿发育的种种异常

这一篇,我们来看看牙齿各种发育异常的表现。希望孩子们都别中招!如果有异常,来认识一下,也可以做到知己知彼,百战不殆。

牙齿数目异常

孩子们去牙科检查,有时候医生会建议拍一张显示全部牙齿的 X 线片,看看乳牙和颌骨内的新牙情况。这是因为有的孩子会存在先天缺牙或有多生牙的情况。

先天缺牙,有可能乳牙缺失,也可能恒牙缺失,恒牙缺牙的概率较乳牙更高一些。个别牙齿的先天缺失对咀嚼功能、牙列形态和美观的影响不大,但对于儿童,需要医生检查,以颌骨的发育和后继恒牙的萌出为目标,来综合判断和做相应的治疗。而先天性无牙或先天缺失大多数牙齿的情况很少见,通常是全身性发育障碍的结果,可合并毛发、指甲、皮肤等发育异常。

有些孩子有多生牙,即长了一些额外的牙齿。多生牙可发生于颌骨的任何部位,形态各异,数目也不定。已萌出的多生牙要及时拔除,有利于邻近恒牙的顺利萌出和排列。对于埋藏在颌骨内的多生牙,医生会根据牙齿的位置、形态、和恒牙牙胚的关系等,选择适当时机给予拔除。

牙齿形态异常

在前磨牙的咬合面中间,有时会有一个异常突起的牙尖,我们称之为畸形中央尖。这种情况家长通常无法自行辨别,多数是在牙科检查时由医生发现的。这种异常突起的牙尖很容易折断或磨损，从而引起牙齿内部发炎疼痛。因此，在发现这样的畸形牙尖时，医生会对畸形牙尖做保护处理，以避免折断。如果已经发生炎症，则只有做相应的牙髓治疗了。

牙齿的形态异常多与遗传有关。还有一种比较常见的形态异常是过大或过小牙。个别恒牙牙齿形态过大或过小，可以找牙医进行美观修复。

此外，有些牙齿会发生融合的现象，即两颗牙的牙胚在颌骨内发育时就融合在一起，如同连体儿一般萌出（如下图所示）。乳牙融合牙对于牙列的影响不大，可以观察，直到乳牙顺利替换掉。但由于牙齿的结构异常，可能会导致食物容易残留在牙齿的死角，不易清洁而形成蛀牙，所以要格外注意刷牙清洁。乳牙是融合牙，将来萌出的恒牙是否也是融合牙？是否也少一颗？这需要拍摄X线片检查，依据恒牙牙胚的数目和位置来判断。

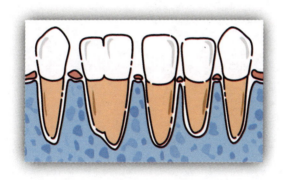

牙齿结构异常

当牙齿萌出时，有些牙齿可以看到牙釉质表面出现点状、窝状、带状的缺损，或者釉质松软易碎，或者釉质呈现黄斑、白斑，这是牙釉质发育不全造成的。病因除了先天遗传性釉质发育不全之外，还有一种外源性的釉质发育不全，即牙胚在颌骨内发育时受到影响，从而导致釉质的结构异常。

釉质发育不全要和龋齿相区别。爸爸妈妈们，如果发现孩子牙齿刚萌出就有上述这些釉质缺损表现，就有可能是釉质发育的问题。如果孩

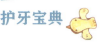

子牙齿刚萌出的时候都是白亮的，而慢慢出现釉质缺损，则多数是龋齿引起的。

还有一种异常是氟牙症。氟牙症是由于摄入氟过多，引起的牙齿釉质发育异常，白斑、褐色斑块、釉质点窝状凹陷等。主要发生在恒牙。饮水中的氟过量是氟牙症的主要原因。这些釉质的异常需要医生进行检查后才能确诊。

牙齿萌出异常

牙齿过早萌出，可能存在牙根发育不好、容易松动的倾向。应由医生检查判断做相应处理。个别牙齿过迟萌出很少见，多颗牙齿过迟萌出多与全身因素相关，如佝偻病、甲状腺功能减退、营养缺乏等。

有些牙齿不在正常的位置萌出，如六龄牙和尖牙倾斜或侧边萌出，称为异位萌出。因此，孩子需要定期检查，以便及时发现颌骨内恒牙牙胚位置和形态的异常。

以上种种牙齿发育异常，与先天的牙胚发育有关（如牙齿数目异常等），也与后天的因素有关（如釉质发育异常、氟牙症等）。乳牙发生龋坏、外伤等，都有可能影响恒牙胚，导致恒牙的发育异常、萌出异常。个别牙齿的异常并不可怕，牙医们会想出各种办法恢复牙齿的健康和美观。家长们了解这些常识，定期带孩子做牙科检查，就能做到知己知彼，防患于未然。

护牙小贴士

◇ 牙齿的数目、结构、形态和萌出都可能有异常。
◇ 定期做牙科检查能够及时发现这些异常，并找到治疗方法。

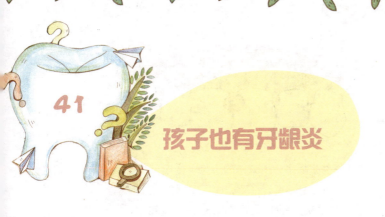

孩子也有牙龈炎

爸爸妈妈们，你们知道吗？2005～2007年第三次全国口腔健康流行病学调查报告显示，12岁儿童的牙龈出血检出率为57.7%，牙结石检出率为59.1%。看了这样的数据，也许有不少人会认为小朋友牙龈出血是正常的，因为牙龈嫩，所以刷牙或者咬硬物碰到就很容易出血；也有人会惊诧，小孩子怎么会有牙结石？这些观点正确与否？如何解释牙结石的疑问？请听我细细道来。

牙龈，就是包绕着牙齿的软组织。儿童的牙龈薄、角化差，受到细菌感染或外伤后容易发生炎症，而乳牙的牙颈部缩窄，导致牙龈边缘容易积存食物残渣而刺激牙龈。换牙期间牙列的暂时性不齐、新牙的萌出，也使食物残渣不易被清理，从而刺激牙龈。如果菌斑和食物残渣长期堆积，牙面会形成牙结石，厚厚一层覆盖在牙齿与牙龈表面。牙结石的形成会刺激牙龈组织，继而出现牙龈出血等炎症表现。<u>儿童异于成人的饮食特点、儿童的不良口腔清洁习惯等，都提高了儿童牙龈炎发生的风险。</u>

牙龈炎表现为与牙齿交界处的牙龈出现红肿、易出血现象（如下图所示），会有食物残渣附着，刷牙或进食时触碰摩擦牙龈即出血。单纯性牙龈炎就是指这种由于刷牙不洁、食物堆积引起的牙龈炎。清除菌斑、牙结石，消除刺激牙龈的因素，教会小朋友正确的刷牙方法，保持口腔卫生，牙龈炎即可缓解、减轻并消除。

儿童护牙宝典

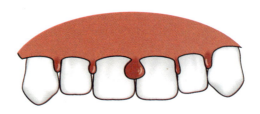

还有一种萌出性牙龈炎,长牙期的小宝宝或换牙期的小朋友口内可能会出现。牙齿萌出时,牙龈有异样感,小宝宝可能会用手指触摸牙龈或咬玩具,蹭破牙龈而致发炎。有时,牙齿刚萌出部分,周围的牙龈未完全退缩,形成类似口袋的结构,牙齿正从口袋中慢慢长出。这时如果没有注意口腔清洁,口袋周缘聚集了食物残渣,不易清理干净,就容易引发牙龈炎。

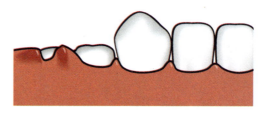

另外,青春期的孩子由于体内激素水平的变化,牙龈组织对局部刺激的反应更加强烈,会产生较明显的炎症反应。

以上这些原因就是儿童人群中牙龈炎高发病率的主要因素,只需保持口腔清洁卫生,去除刺激牙龈的食物残渣和菌斑,必要时请牙医进行特殊的清洁,牙龈炎通常就可消除。

护牙小贴士

◇ 孩子的牙龈炎多是由于没有有效刷牙,食物残留和细菌附着刺激牙龈所致。

◇ 做好口腔清洁,可以预防和减轻牙龈炎。

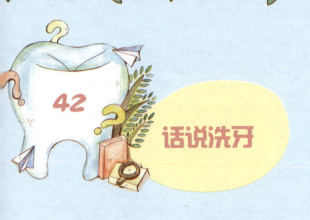

42 话说洗牙

我们常常会听到一个词"洗牙"。关于洗牙,有很多误区。比如,有人认为洗牙就是把牙齿洗白,也有人说洗牙会把牙齿洗松动,还有的人说洗牙会损伤牙釉质。究竟洗牙是怎么一回事?上述的几种说法对不对?让我们来揭开洗牙的面纱吧!

洗牙的专业说法,叫"洁治"。我们前面介绍过,牙齿周围有食物残渣、细菌、唾液等的粘附,如果没有及时清洁干净,这些混合物长时间堆积,会慢慢变成如石头一般坚硬的牙结石,附着在牙齿表面,尤其是在牙齿和牙龈交接的地方。这些牙结石内的细菌释放毒素,引发牙龈的炎症,导致牙龈红肿、易出血。长期炎症会使牙槽骨骨质丧失,从而牙齿松动,这就是牙周炎。而牙齿洁治,就是清除牙结石的过程。<u>因此,洁治并不是把牙齿洗白,而是把牙面上的脏东西洗掉,露出牙齿的本来面目。</u>

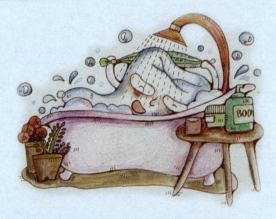

儿童护牙宝典

洁治是通过手工操作洁治器械，或通过超声洁治器工作头的高速振动，除去牙齿上粘附的牙石、软垢、菌斑和色素沉着以及牙龈沟内或浅牙周袋内的牙石。从原理上，我们知道了牙齿洁治就是通过工作头的振动，使牙结石松动、碎裂，而不是用机器去磨除牙结石及牙釉质。

手工洁治也是通过使用锐利的刮治器，将牙齿表面的牙结石刮下，而不是挖动牙齿本身的釉质结构。

洁治工具的尖端可能会对牙釉质有轻微的刮擦，但并不会对釉质带来实质的损伤。这如同洗澡必须搓皮肤一样，将死皮去除，但不会伤害我们的皮肤本身。

洁治之后牙医会将牙面抛光，消除器械刮擦对牙釉质的影响，使牙面平整，防止菌斑和牙石的再沉积。

洁治去除了附着于牙齿上的牙结石、软垢和菌斑，也就去除了引起牙龈炎症的刺激物。牙龈不再肿胀，加之不再有填塞在牙齿周围的牙结石了，因此，就出现了"洗过牙后牙缝变大了"的感觉。

正常牙齿，没有牙龈萎缩、牙根暴露，洗牙后通常不会有喝水或吸气时"敏感酸痛"的感觉。但牙结石长期堆积的牙齿，牙结石覆盖下的牙龈退缩、牙根暴露，那么去除牙结石后，遇到外界刺激，就会出现敏感酸痛的感觉。

有的人牙齿上附着着几十年来生成的牙结石，牙周炎症早已造成牙槽骨的萎缩，牙根早已没有"土壤"的支持，因此在去除牙结石后，就会觉得"洗过牙后牙齿松动了"。

我们了解了洗牙的真相。接着来谈谈孩子的洗牙吧。

说到孩子"洗牙"，往往大人们会惊诧：孩子也需要洗牙？孩子年龄小，不像成人那样有几十年沉积下的牙结石，加之现在的父母们有一定的口腔清洁意识，都会督促孩子刷牙，因而儿童口腔内牙结石形成的情况较少见。

但是，由于孩子多进食软而黏的食物，而且不少孩子的刷牙清洁效率低，刷牙时会"偷懒"，牙面上这些软性食物很容易粘在牙面上，有时也会形成少量的牙结石，这些都会引起牙龈发炎，出现牙龈红肿、刷牙出血的现象。这些患有牙龈炎的孩子除了需要父母们加强督促他们仔细刷牙外，还需要定期去牙医处检查并做牙面清洁，必要时做牙齿洁治，控制牙龈炎的发生。

有一些孩子，刷牙不洁，且经常进食深色食物，牙面容易形成黑黑的色素沉着，也可以请牙医对牙齿表面进行清洁处理，去除色素，恢复洁白干净。

另外，有些孩子由于龋齿疼痛等原因，不敢用患侧牙齿咬物，也不敢刷牙。长期如此，患侧牙齿上堆积的食物残渣，形成牙结石，导致牙龈红肿出血。这种情况下，需要对龋坏牙齿进行治疗，消除病因，并清洗掉牙结石，牙龈就会逐渐恢复正常。

给儿童"洗牙"，牙医会选择更轻柔、孩子更能接受的清洁工具，并结合孩子的实际情况，有针对性地给孩子清洁牙齿。

简而言之，"洗牙"就是对牙齿进行"洗澡"清洁，去除牙齿周围的脏东西。如果平时口腔清洁措施做得好，口腔卫生维护得好，牙齿周围的脏东西就少。反之，口腔卫生习惯不好，脏东西越多，清洁难度也更大。

其实最重要的，还是在平时爱护好自己的牙齿、爱护好孩子的牙齿。<u>成人每半年、儿童每三个月应做一次常规检查！</u>请您的牙医给您和孩子检查一下，必要的时候就让牙齿舒舒服服地洗个澡吧！

护牙小贴士

◇ "洗牙"就是给牙齿洗澡，去除牙齿周围的脏东西。
◇ "洗牙"不会对牙齿造成伤害。
◇ 定期"洗牙"有助于维护牙齿健康。

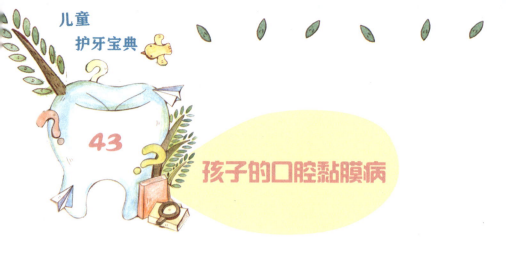

孩子的口腔黏膜病

爸爸妈妈们,孩子口内除了龋齿、牙外伤这些牙齿疾病以及牙龈红肿出血这样的牙龈炎症,还有可能出现口腔黏膜的问题。这里就介绍一些孩子常见的口腔黏膜疾病吧。

宝宝最常见的黏膜疾病就是<u>雪口病</u>了,相信不少爸爸妈妈们都听说过这种疾病。雪口病又叫鹅口疮,这是一种白色念珠菌感染的疾病,常发生在6个月以内的宝宝。原因是分娩或哺乳用具的感染,加之婴儿的抵抗力弱,唾液分泌少,更有利于白色念珠菌的滋生。表现为宝宝口内的唇、舌、颊等黏膜处形成一块块白色的斑膜,无法擦除。宝宝可出现拒食、啼哭等症状。医生确诊后会开具针对病菌的药物,在宝宝口内涂擦,从而抑制或杀死病菌。同时家长应注意宝宝口腔卫生及食具的消毒,母乳喂养的妈妈也应清洁乳头,及时更换内衣,消除感染。

还有一种<u>疱疹性口炎</u>,孩子口内或口周会出现小红斑,继而出现圆形小水疱。这是一种病毒感染性疾病,当机体产生抗体,症状随即缓解。此外,手足口病也是一种病毒感染性疾病,除口腔黏膜发生水疱外,孩子的手、足均会突然发疹起疱,发疹之前,可能会有低热、困倦、咽喉疼痛等类似感冒症状。出现这些疾病时,除了医生给予的治疗外,家长要保证孩子充分休息,并让孩子进食富含维生素B、维生素C的易消化食物。远离幼儿园等儿童聚集的地方。经常将家中的衣服和被褥曝晒、玩具消毒、房间通风。等待孩子机体产生抗体,症状逐渐缓解,最终病愈。

溃疡是小朋友们最常发生的黏膜损伤。溃疡的发病原因很多，如维生素缺乏、免疫力下降等。有时候创伤也会引起溃疡，比如刷牙用力时撞伤牙龈后形成的溃疡、黏膜擦伤后形成的溃疡、不小心咬到嘴唇形成的溃疡。有些小朋友在牙齿治疗时注射了麻药，麻木感尚未消除之前，因觉不适或进食时咬伤了麻木侧的嘴唇，也会造成创伤性溃疡。溃疡通常在7～10天后都可自愈。

还有一种舌头的异常叫地图舌。我们可以看到孩子的舌头上出现表面光滑的红斑，边缘是白色边界，状似蜿蜒过界的地图，故称为地图舌。地图舌的病因不明，可与遗传、免疫、维生素缺乏等相关。地图舌无明显不适，有时对外界刺激较敏感，注意口腔卫生即可。

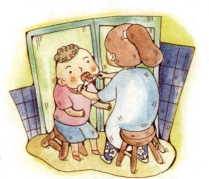

唇炎和口角炎也是孩子常见的口腔黏膜疾病。唇炎、口角炎病因不明，可与局部的刺激和免疫相关。比如，唇炎可与咬唇、舔唇习惯相关，口角炎可与口角处受到的创伤、唾液分泌过多引起口角感染相关。找到刺激因素并去除，就可缓解症状。

孩子的口腔黏膜疾病说大不大，但又常常影响孩子进食，给孩子带来痛苦。爸爸妈妈们了解这些常见疾病，和医生积极配合，就能更好地呵护好孩子的口腔健康。

护牙小贴士

◇ 孩子常见的口腔黏膜病一般是病毒或真菌感染造成的。
◇ 保持口腔卫生，多喝水，补充维生素，有助于预防和缓解这些黏膜疾病。

儿童护牙宝典

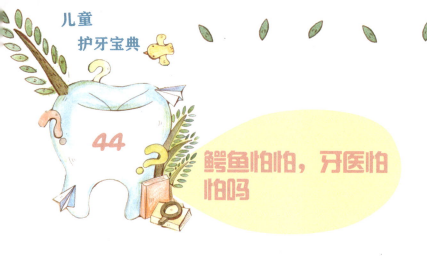

44 鳄鱼怕怕，牙医怕怕吗

提到看牙，不少人会心里咯噔一下，就如同一本儿童绘本的书名——《鳄鱼怕怕，牙医怕怕》。看看，即使是鳄鱼，也害怕看牙医呢！正是这种普遍的"牙科焦虑"，使得人们对于看牙这件事一拖再拖，尤其是那些牙齿已经出现问题的人们。这种拖延的后果就是他们的口腔问题不能得到及时治疗而越来越严重，造成恶性循环。

那么，什么是"牙科焦虑"呢

牙科焦虑又称为牙科畏惧症或牙科焦虑症，是指患者在牙科诊治过程中，或在诊治的某些环节中，所持有的焦虑、紧张或害怕的心理状态以及在行为学上的表现，如敏感性增加，耐受性降低，甚至逃避治疗的现象。总的来说，每5位牙科就诊的患者中，就有1位患有牙科焦虑症。由于不少焦虑症患者不敢前来就医，真实的数据可能要比调查的结果大得多。与大部分特定的畏惧和焦虑一样，女性比男性更容易患有牙科焦虑症。儿童是最容易出现牙科焦虑症的群体。

牙科焦虑症，如何判断呢

专业的牙科焦虑的判断方法是由专业的医生根据牙科焦虑量表对患者采集数据、进行判断，达到一定数值就被认定为阳性。而对于一般大众而言，如果是因为害怕牙疼或害怕出血等，忍受巨大的牙齿疼痛，拖延就医，就可以考虑有牙科焦虑症。

如果对牙科焦虑症不进行早期干预，会造成什么影响呢？其主要危害如下：

1.降低了在疾病早期阶段的就诊率，使治疗过程更加复杂。由于错过早期治疗机会，会进一步引发其他问题，使情况越来越严重，最后不得不接受复杂及创伤性较大的治疗。这往往又令患者更加恐惧，陷入恶性循环。

2.患者可能因为焦虑而提供不准确甚至错误的信息，增加误诊率。

3.可能使周围的家人、亲朋好友受到不良影响，从而扩大焦虑症的罹患人群。

如何缓解克服牙科焦虑

对于成人来说，缓解和克服牙科焦虑的最好办法就是找一位耐心细致的牙医"做朋友"，即以朋友的心态和你的牙医交谈，询问治疗的程序，坦率地告诉他（她）你的感受，相信并听从他（她）的建议和引导。通常牙医会以非常通俗易懂的方式告诉你你的牙齿状况和将要开始的治疗计划。当你说出你的恐惧时，牙医会轻声安慰并告诉你操作时可能出现的感受。互相信任、互相尊敬的良好医患关系以及牙医娴熟轻巧的技术手法、严谨又温柔耐心的态度，是治愈牙科焦虑的最好办法。此外，越来越多的牙科机构在诊室布置和设备采购时都考虑到了缓解牙科焦虑这一点，如：诊室的色彩给人以清爽舒心的感觉，牙椅上配备显示屏，播放一些优美的音乐或视频，这些都可以缓解患者的紧张情绪。

孩子特别怕看牙有什么办法

首先，家长需要明白，孩子在看牙时表现出来的紧张、害怕甚至焦虑都是正常的情绪，大部分是可以通过纠正认知获得缓解的。其次，家长需要了解预防的重要性。焦虑症的预防同样如此。在宝宝刚出牙的时候可以带孩子到牙医处进行第一次检查，以后每隔3～6个月到牙医处常规检查，熟悉牙医及其他医务人员，建立信任，消除陌生感和紧张感。与医生形成一种默契，共同帮助孩子建立正确的爱牙意识。再次，家长在家中，多以绘本、故事的形式给孩子讲述看牙的相关事情，以轻松自然或有趣的语气和孩子谈及牙科检查，切忌把家长的恐惧情绪传递给孩子。

儿童护牙宝典

对于已有不愉快的看牙体验的儿童或患有轻度或中度的牙科恐惧症的儿童，家长应选择耐心、细致、能和孩子进行良好沟通的儿童牙医，和医生一起多鼓励孩子、对孩子进行良性引导，必要时多去几次牙医处，让孩子逐渐熟悉牙医及诊疗的环境、器械，也可以观摩其他配合的小朋友看牙，放松并缓解牙科焦虑，从而慢慢接受牙齿检查和治疗。除此之外，还可选择高效吸入性镇静剂笑气来辅助治疗。对于严重抗拒看牙的孩子也可采用全麻方式一次性治疗所有牙齿。

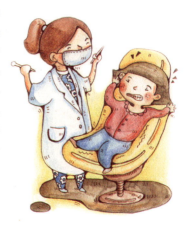

总之，牙科焦虑是普遍存在的一种状况，但大多数都能够在医生的引导下逐渐消除。对于孩子来说，消除牙科焦虑需要医生、家长站在同一条战线上共同努力，用关爱和鼓励帮助孩子战胜自己，赢得他们人生起始阶段的一场有意义的胜利！

护牙小贴士

◇ 很多人都有牙科焦虑症，都害怕看牙。与牙医做朋友，可以缓解牙科焦虑。

◇ 家长应了解预防的重要性。定期带孩子检查牙齿，让孩子与牙医尽早熟悉，避免牙科焦虑。

◇ 已有牙科焦虑的孩子，家长应和牙医一起多鼓励、引导孩子，让孩子逐渐放松，慢慢接受牙齿检查和治疗。

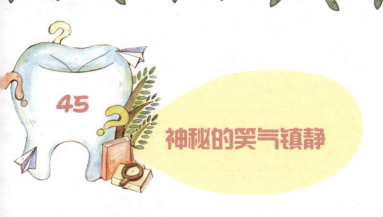

神秘的笑气镇静

带孩子去看牙，最大的困难是什么？就是孩子害怕补牙拔牙，不肯上牙椅，或者紧紧捂住嘴巴，任医生和家长磨破嘴皮也不张嘴。

牙科恐惧，不光孩子有，大人同样有。如何克服恐惧，顺利地进行治疗呢？除了医生温柔耐心、循序渐进的诱导及示范性演示，也需要运用各种镇静镇痛技术。目前笑气镇静技术，因其神秘有趣的名称和带来的惊喜镇静效果，已经在国内广泛应用起来。下面，就让我们来了解一下奇妙的笑气镇静。

笑气应用的历史和安全性

笑气，学名为氧化亚氮，是一种无色有甜味的麻醉性气体。英国化学家普利斯特利于1771年发现笑气。直到1800年，戴维才发现笑气可以长期吸入，并会产生欣快感，所以取名"笑气"。最初笑气被上流社会用于娱乐活动。"笑气"的名字也沿用至今。

后来，医生发现笑气能使病人丧失痛觉，而且吸入后仍然可以保持意识，不会神志不清。之后笑气就被当作麻醉剂使用，尤其在牙科领域。因为牙科通常无专职的麻醉师，而诊疗过程中常需要患者保持清醒，并能对物理刺激和医生的指令作出反应，因此，笑气的使用会给牙科医师带来极大的便利。牙医韦尔斯在1844年成功地利用笑气镇痛拔除牙齿，成为第一个将笑气应用于牙科的医生。目前医学领域，笑气主要用在牙科、儿科、妇产科等。

笑气通过呼吸道，进入肺泡，通过肺泡内的气体交换进入毛细血管，在血液中很稳定，不与血液中任何物质结合。99%的笑气再经肺泡排泄，随呼气排出体外，不通过肝脏代谢，仅大约0.004%经胃肠道代谢。但无蓄积作用，过敏罕见，其安全性已经经过200多年的检验。也就是说，笑气基本都是通过呼吸代谢出去的，不会存留在体内，是目前公认最为安全、有效和易于被患者接受的方式。

笑气吸入的过程和感受

使用笑气时，需要戴一副鼻罩，和做雾化一样。开始会先吸几分钟的纯氧，之后逐渐提高笑气的浓度，直至笑气发挥作用。在整个治疗中需要一直吸入，直到治疗顺利完成。治疗结束后停止笑气吸入，医生会再给予纯氧吸入，即可迅速恢复，不影响正常的行为。

吸入笑气之后的感觉各有不同。有人会有漂浮感或梦境感，有人会感觉到微微发热，有人会感觉到肌肉松软无力，有人感觉并不明显但很放松。只要有相应的症状，就可以认为起效。我们通常可以看到孩子安静下来，身体有些软，和孩子说话他（她）都特别顺从。有些孩子会发笑兴奋，但也比较顺从医生和家长的指导。总的来说，有类似酒醉微醺飘飘然的感觉，但意识仍在，仍能听懂周围人的说话。笑气可以提高疼痛的阈值，而且能缓解治疗中的紧张感，大大减少对牙科治疗的心理阴影。

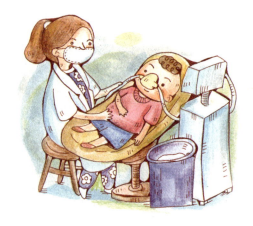

使用笑气镇静的注意事项和禁忌

对于孩子来说，要使笑气发挥有效作用，能够配合吸入笑气是最重要的。有些年龄小、容易哭闹的孩子无法安放鼻罩，无法顺利吸入笑气，自然无法起镇静作用，需要配合其他措施来实行镇静。4~5岁以上的孩子，经医生引导，愿意佩戴鼻罩，可单纯使用笑气，能达到较好的镇静效果。使用前核查呼吸道的通畅情况。笑气使用后最好观察30分钟，无不适后方可离开。

笑气的使用很安全，普遍可以用于身体健康的孩子。但扁桃体肿大、鼻塞等上呼吸道感染会妨碍笑气和氧气的吸入；中耳炎、肠梗阻、气胸等闭合腔性疾病患者使用笑气和氧气吸入，可引起相应并发症；特殊的儿童，如药物依赖者、服用抗抑郁或精神类药物者、已服用镇静药物者禁用。

笑气镇静的应用，在牙科领域开辟了一条安全舒适的大道，给胆小害怕的孩子们带来了福音。孩子们在使用笑气镇静进行治疗结束后，通常都不会再对牙科治疗视如猛虎，可大大提高后续治疗的配合度。

护牙小贴士

◇ 笑气吸入是一种安全的镇静方法。
◇ 笑气镇静可以有效缓解牙科治疗时的紧张情绪。

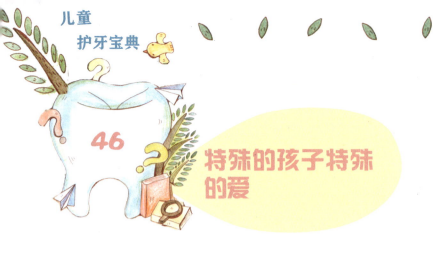

特殊的孩子特殊的爱

在我们身边,有着一群特殊的孩子,他们的口腔卫生更需要家长和全社会的关注。这就是残障儿童,如唐氏综合征等智力障碍的儿童、脑瘫儿童、视听语言障碍的儿童。残障儿童是口腔疾病的高危人群,这些儿童由于无法自主配合牙科治疗,或者配合时有一定难度,一拖再拖,导致口内牙齿及黏膜的疾患越演越烈。此外,患有全身性疾病的儿童,如血友病、白血病、糖尿病等,他们的口腔健康也需要格外的关注。

下面,咱们就来谈谈这些特殊孩子的口腔护理。

<u>智障的孩子</u>表现为理解力、反应力低下,思维困难,不能独立生活,因此他们的口腔卫生清洁工作应由家长来承担。孩子无法配合时,需要强制,每次在固定的地方,使用固定的体位,对加强孩子习惯有一定帮助。使用电动牙刷也可以增加效率,缩短时间,但要注意方法得当、有效地清洁。

在饮食方面,家长可能会对这些特殊孩子存有弥补的心理,有一些娇惯的倾向,给孩子过多甜食,饮食不规律,而孩子活动又少,可能会有肥胖的倾向。这些饮食对于牙齿的健康也有极大危害。因此,家长要控制甜食的量,规律饮食,像对待普通孩子那样管理孩子的食物和饮食习惯。

<u>脑瘫的孩子</u>由于口周肌肉不协调,唇舌和颌骨的无控制运动,更容易出现错颌畸形。这种唇舌肌肉的共济不调也使得食物易储留在口腔内,刷牙亦变得困难,需要照顾者更加耐心仔细。

在牙科检查和治疗方面，和普通孩子一样，定期检查，适当应用氟化物预防龋齿，适时做窝沟封闭。

对于视力障碍、听力障碍和语言障碍的孩子，家长在给予更多关心和爱护的同时，也需要合理安排好孩子的饮食，培养良好的口腔清洁习惯。和智障儿童不同，视听障碍的孩子有正常智力，可能由于视听的障碍会比较敏感，性格孤僻，生活技巧能力滞后。因此，家长需耐心帮助孩子做好口腔清洁工作，并逐步教会他们自己动手。比如，可以教盲童将适量牙膏挤在手指上，再涂抹在牙刷刷毛上。牙科检查方面，和普通孩子一样，需要定期检查，做好龋病预防措施。

患有血液系统疾病的孩子，牙龈容易水肿、出血，白血病即表现为口内牙龈红肿出血。这些孩子尤其需要注意口腔卫生，刷牙动作要轻柔，使用软毛牙刷，控制住牙菌斑，否则容易引起牙龈出血，甚至难以止血。

患有糖尿病的孩子，容易口干，牙龈容易红肿、化脓，甚至发生一些口腔黏膜的疾病。控制住血糖，口内的疾患也会有所控制。相反，控制不住血糖，牙周的感染也会加重糖尿病的病情。因此，控制血糖和加强口腔卫生措施，这两者是相辅相成的。家长在关注孩子血糖变化的同时，也需要关注孩子的口腔健康，加强口腔卫生清洁。

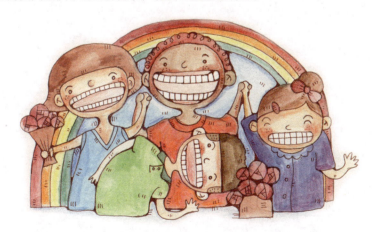

儿童护牙宝典

总之，这些特殊儿童的口腔卫生管理和各种牙病的治疗难度，都较一般儿童更大，任务也更艰巨，爸爸妈妈们需要花费更多的心力和耐力。因此做好预防工作尤其重要：规律饮食、加强口腔清洁、定期检查、做好预防措施。各地的福利机构和牙科机构的公益活动，也正在帮助这些孩子管理好他们的身心健康。

特殊的孩子需要更多的爱，更需要全社会更多的耐心和关注。让我们一起来呵护他们的口腔健康吧！

护牙小贴士

◇ 残障儿童由于身体的特殊性，更容易罹患龋齿，更需要家长对他们的口腔清洁花费心力。

◇ 有全身性疾病的孩子，尤其需要注意加强口腔卫生，避免因口腔卫生不良而导致全身性疾病的加重。

◇ 这些特殊的孩子，需要全社会共同的关注和关爱。

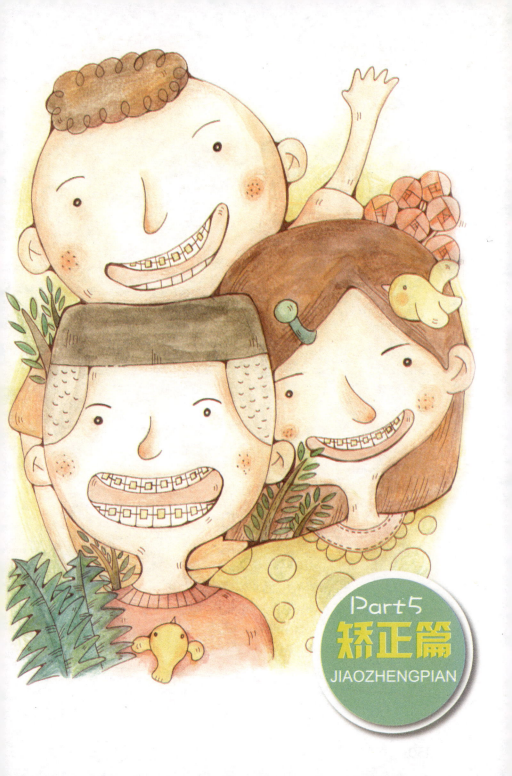

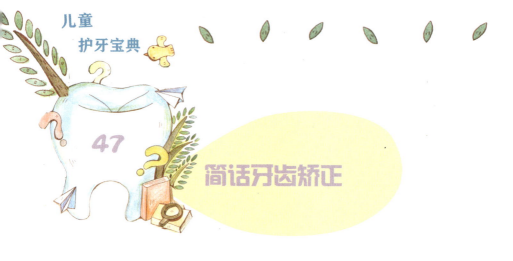

简话牙齿矫正

如今,"牙齿矫正""戴牙套"对大众来说已经不是陌生的词了。从名人明星,到普通大众,都可以看到或听闻他们矫正过牙齿。牙齿不齐,极大地影响了一个人的面容、形象和气质。而牙齿正畸医生们往往会化腐朽为神奇,将原先歪歪扭扭、拥挤紊乱的牙齿魔术般变为一口洁白整齐的牙齿。一口好牙和明朗的笑容,成为了自信、美丽的象征。那么,牙医们化腐朽为神奇的秘密——牙齿矫正,究竟是什么呢?

美国正畸学会将牙齿矫正定义为:通过移动牙齿或经外力来控制、引导、矫正牙齿或颌骨的结构和形态异常。听起来很晦涩。通俗地说,牙齿矫正是指通过各种矫正装置将力量施加在牙齿或者颌骨上来引导、矫正牙齿或颌骨的位置,使之达到功能协调和整齐美观。因此,<u>矫正不仅仅是大众所理解的排齐牙齿,还包括面部、颌骨的引导和矫形。矫正也不仅仅是改善外观,更多的是改善由于牙齿不齐所导致的咬合功能异常</u>。健康与美丽并存,是牙齿矫正的目标。

牙齿矫正的发展起始于 19 世纪末 20 世纪初,至今已经有 100 多年的历史。美国医师 Edward H. Angle 是正畸学科的奠基人,被称为"正畸之父"。早期的牙齿矫正倡导保存全副牙齿,不采用拔牙治疗的矫治思想,结果导致大量患者治疗后出现复发的现象。Angle 的学生 Charles H. Tweed 发现这一状况,提出了拔牙矫治的理念,使得正畸学的发展又进入了一个崭新的阶段。

Part5 矫正篇

同时，矫治器也从最初可以自行摘取的活动矫治器发展为粘在牙齿外侧面的固定矫治器，到出现舌侧矫治器（也就是粘在牙齿内侧面的矫治器）。随后，又出现了美观透明、不易被看出的隐形矫治器（如隐适美）。目前我国的矫治手段与技术均与国际接轨，世界上各类先进的矫治手段和技术均已在国内广泛应用。

了解了牙齿矫正的概念和发展史，你一定很好奇牙齿为什么会移动。这就是牙齿矫正的原理。简而言之，牙槽骨是包绕牙根的骨头，这是全身骨骼中最特殊的一块，之所以说它特殊是因为它是人体中最"活跃"的组织，终生都发生着改变。

如果对牙齿施以一定强度、足够长时间的力，包绕牙根的牙槽骨和牙齿周围的组织会发生改建，受压迫的一侧发生骨质的吸收，受牵张的一侧会发生骨质的增生，从而使牙齿移动到新的位置并得以稳固。

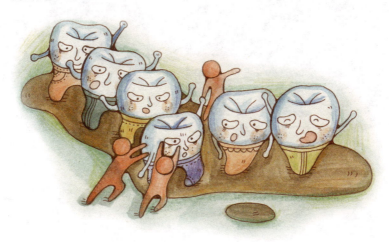

牙齿矫正会造成牙齿松动吗？年龄大了会很容易掉牙吗？这些都是误解。

151

儿童
护牙宝典

正如我们上面所说，牙槽骨的改建是终身的，在发生骨质吸收的同时，也在发生着骨质的增生，两者达到动态的平衡。因此，担心由于牙齿矫正造成牙齿松动的顾虑是多余的。

恰恰相反，矫正后的牙齿由于排列整齐反而更容易清洁，患龋齿和牙周疾病的风险会降低，更有利于牙齿的健康。也正因为牙齿的移动是通过牙槽骨的改建而成，具备深厚医学知识的正畸医生们，会采用各种方法巧妙地将歪斜的牙齿拉回正位，这是个长期的过程，通常需要2年左右。

了解了这些牙齿矫正的基本原理，下一篇我们再接着谈谈花样繁多的矫治器吧！

护牙小贴士

◇ 矫正不仅是排齐牙齿，还包括面部、颌骨的矫形。矫正不仅是改善外观，更多的是改善了由于牙齿不齐所导致的咬合功能异常。

◇ 矫正的原理是通过外力，挪动牙齿，使牙槽骨重建，这并不会造成牙齿松动。

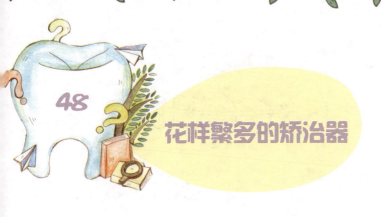

花样繁多的矫治器

孩子牙齿整齐与否是很多家长迫切关注的问题，牙齿矫正也越来越普及。牙齿矫治器，也就是俗称的牙套，品种也越来越多。这里，大家就来一起认识一下常见的几种矫治器吧。

首先要剔除一个认识上的误区，不要神化和夸大矫治器的作用。矫治器是一种工具，是医生为达到矫治目标而使用的一种载体。矫治效果的好坏更重要的是依赖医生的专业素养，选择适宜的矫治器会使这个过程更高效或更舒适，但仅此而已，过于夸大和迷信矫治器的作用是错误的。

矫治器分为固定矫治器和可摘取矫治器。固定矫治器是指粘接在牙齿表面，治疗过程中不可以自行取下的一类矫治器，目前应用最广泛，技术也最成熟；可摘取矫治器是指可以自行取下摘戴的那种。

固定矫治器

金属矫治器：弓丝（即串联起各牙的金属钢丝）嵌入到粘接在牙面的托槽（即每个牙面上的金属小块）的沟里，用细小钢丝固定住，这样，整排牙齿就如同栅栏拴在了一起。这是最传统的矫治器，但美观效果欠佳。近年来，还有一类应用越来越广泛的不用扎钢丝的自锁托槽，便于口腔卫生维护，舒适程度优于传统托槽。

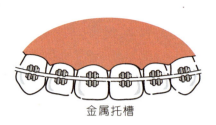

金属托槽

陶瓷或单晶矫治器：这类矫治器牙面的托槽是白色透明的，有一定的隐形美观效果。矫治原理、舒适度与金属的矫治器无明显差异。

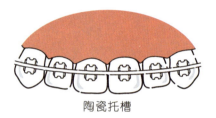

陶瓷托槽

舌侧矫治器：这是一类粘接在牙齿内面的固定矫治器。牙齿外面不做处理，所以隐形效果好。起初戴时不舒适感明显，对口腔卫生的维护要求高。

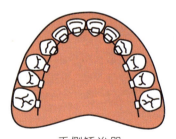

舌侧矫治器

可摘取矫治器

隐形矫治器是一类新兴的矫治器。特点是隐形效果好，像一层透明薄膜，戴上几乎看不出来。可以自行取下，每天佩戴时间不少于 20 个小时。舒适程度最佳，几乎无明显痛感。但同时对医生的专业素养要求较高，目前并不能适合所有类型病例的矫治，复杂的病例需要固定矫治的协助。

由于要求佩戴时间较长，所以对患者的配合度要求也比较高。

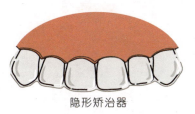

隐形矫治器

肌功能矫治器，用于纠正儿童的各种口腔不良习惯、口唇肌肉功能的异常以及因此导致的牙列不齐。它可以自行摘戴，所以对孩子的配合度要求比较高。

还有一类活动矫治器也可以自行摘戴，主要用于儿童牙列不齐的早期矫治。

虽然这么多种矫治器可能令您头昏眼花，无从选择，但实际上，每种矫治器都有一定的适应症，不同的孩子适用于不同的矫治器，同一个孩子在不同阶段也可能使用不同的矫治器。值得信赖的牙医会根据孩子牙齿的具体情况、心理特点等来选择最适宜的矫治器。万般武器在手，想取得最好的效果，还得看使用武器的医生。好医生加上适宜的矫治器，就会事半功倍！

护牙小贴士

◇ 不同的矫治器有各自不同的功能特点，牙医会根据具体情况选择合适的矫治器。

◇ 牙齿矫治器只是牙医进行治疗的工具，不能迷信矫治器。

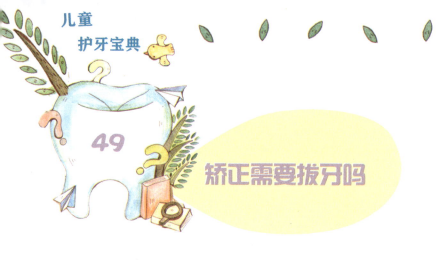

49 矫正需要拔牙吗

通常当我们有龋齿或者牙齿发炎疼痛的时候,牙医都会尽量帮我们保留牙齿而不轻易选择拔除。但是如果涉及牙齿矫正,正畸医生很多时候都建议我们拔牙。这是为什么呢?我们一起来了解一下吧!

牙齿矫正的目的主要有以下几点:排齐牙齿、改善面形、提高咀嚼的效能。但是,为什么有些人矫正需要拔牙呢?这是因为,随着人类的进化,颌骨的发育呈现退化趋势,颌骨发育不足,而牙齿的数目又没有减少,导致颌骨没有足够的空间容纳下这么多牙齿,于是出现了牙齿拥挤、前突等现象。为了能够获得足够的排列空间,医生不得不通过减少牙齿的数目,腾出位置排齐或内收牙齿,达到面部的协调和牙齿排列整齐的美观要求。

通常,当医生提出要拔牙矫正时,大多数家长都比较抵触,觉得拔除这么多健康完好的牙齿很可惜,担心以后牙齿会松动,老了会提早掉牙,并因此拒绝矫正,致使许多错𬌗畸形错过最佳矫正年龄。其实这都是对拔牙矫正的误解。

正规的矫正治疗,通过使用适当的矫正力,使牙齿发生缓慢的移动,同时牙槽骨会出现吸收和新骨增生,使牙齿牢固地长在新的位置上,整个过程是没有危害的。相反,拥挤的牙齿、前突的牙齿由于不易清洁以及不良咬合会更容易造成牙齿及牙周疾病。

Part5 矫正篇

一个完善的矫正方案的制定是经过专业的X线片测量和面形、模型分析后获得的，医生也会谨慎地选择拔牙治疗。对于拔牙位的选择，也会考虑更多的因素。口腔里每一颗牙的形态功能各异，重要性不同。医生会选择既能解决问题、相对又最不重要的牙齿。

在拔牙的选择上，医生遵循的原则是：尽量不拔牙；尽量拔坏牙（蛀牙、松动牙、形态不好的牙）；尽量拔功能小的牙；上下左右对称拔牙。

此外，尽量不拔门牙，因为门牙对美观的影响最大。尽量不拔尖牙，也就是俗话说的"虎牙"，因为尖牙有撕裂食物和支撑口角的功能，拔除后其他牙不能代替它的功能，对咀嚼和口角的丰满度影响较大。尽量不拔六龄牙，因为六龄牙的咀嚼功能最强，只有在已经大面积损坏的情况下才会选择拔除。

总之，矫正治疗是否拔牙，需要牙医对孩子的牙齿和颌面部进行综合分析判断，如有必要，拔牙矫正也是一种选择。爸爸妈妈们不用担心，医生会从孩子的具体情况选择对孩子最有利的治疗方案的。

护牙小贴士

◇ 牙齿矫正是否需要拔牙，应根据牙医对孩子的牙齿和颌面部的综合分析而定。

◇ 对治疗方案的选择，应从利大于弊、有利于长久健康的角度来考虑。

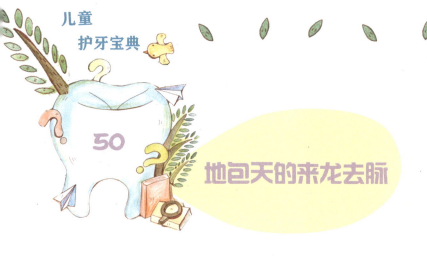

地包天的来龙去脉

地包天，俗称兜齿，即牙齿上下咬合时，下排的牙齿盖在上排牙齿的外面，医学上称之为"反𬌗"，是临床上较为常见的错𬌗畸形，在亚洲人群中有较高的发病率。中国人群中乳牙反𬌗的发病率为14.94%，换牙期为9.65%，恒牙期为14.98%。这还不包括单颗牙齿的反𬌗。

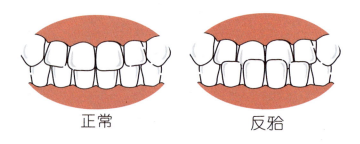

正常　　　　　　反𬌗

反𬌗的原因

有的爸爸妈妈问，我自己的牙齿就是反𬌗，孩子是不是就会反𬌗呢？还有的爸爸妈妈们觉得奇怪，我们家没有人有反𬌗，为什么孩子的牙齿是反𬌗呢？

反𬌗形成的原因很复杂，同时受到遗传和环境的双重影响。

常见的反𬌗病因，包括遗传性疾病，如先天性唇腭裂，影响到颌骨和牙齿的发育，造成牙齿反𬌗；父母或家族内其他人的牙齿咬合情况、颌骨生长情况等也可能和孩子的牙齿情况有关；还有一些后天全身性疾病因素，如垂体机能亢进、佝偻病等。

除此之外，儿童的口呼吸习惯、乳磨牙过早缺失，甚至母乳或奶瓶喂养姿势不正确等，这些都可能会引起孩子下巴前伸咬合的习惯，可能导致乳牙反𬌗。

反𬌗的危害

反𬌗被称为矫正中的"急症"，因为它会影响上下颌骨的发育，最终影响面形。由于受到下颌牙齿的阻挡，上颌骨的向前发育趋势受到限制，表现为面中部凹陷。而且，下颌骨没有上颌牙齿的阻挡会出现过度向前发育，表现为面下部突出。上下颌的畸形发育，最终形成凹形脸，即上颌瘪进去，下巴突出来。

除了对面形的影响外，反𬌗的牙齿上下咬合不良，会影响孩子的咀嚼功能，影响孩子的营养摄入和全身生长发育。

反𬌗的治疗

孩子牙齿反𬌗，何时开始矫正？这一直是牙医们热议的话题。反𬌗治疗计划的确定、方法的选择以及治疗后长期稳定性的预测都与孩子颌骨的生长发育的潜力密切相关。这如同预测一个孩子的身高，孩子成年后究竟能长到多高，这与父母的身高、孩子的全身营养、发育的潜力、后天的身体锻炼等众多因素紧密联系。由于孩子正处在不断的发育变化中，其发育倾向和最终的结果无法精确预测，故反𬌗的矫正治疗通常较为复杂。

有些孩子从乳牙期开始治疗，一直持续到恒牙期，中间可能还会出现反复，最终不得不在成人期接受手术治疗。反𬌗矫正的这种不稳定性、长期性、复杂性，使得其诊断和治疗具有极大的挑战性。既然反𬌗治疗有这些不确定性，那么，反𬌗需要早期治疗吗？

由于反𬌗会影响上下颌骨发育，并且早期很容易被发现，因此大多数孩子的反𬌗是需要并可以做到提早干预的。牙医们建议，孩子在出牙期就要养成定期检查牙齿的习惯，及时修复龋齿，矫正喂养姿势等。

3～5岁是矫治乳牙反𬌗的最佳年龄。牙医会根据临床检查的情况给出具体的治疗方案。有些反𬌗可以通过简单的活动矫治器加以纠正；但另一些严重反𬌗会比较复杂，需要生长监测和干预，直到成年。

乳牙反𬌗并不一定会伴随恒牙反𬌗，但乳牙反𬌗者，恒牙反𬌗的概率会明显增加。如果乳牙期反𬌗没有得到纠正，替换后的恒牙仍是反𬌗者，8～10岁是必须进行干预的阶段，否则上下颌骨会出现发育的不协调，给矫治带来很大难度，甚至失去矫治时机。虽然反𬌗治疗结果不可预测，但早期的干预会减小成人手术的难度。

护牙小贴士

◇ 乳牙反𬌗，影响孩子的颌面部发育，应尽早矫正，矫正的适宜年龄为3～5岁。

◇ 恒牙反𬌗，更应该尽早矫正，年龄越大，面形越受影响，矫正难度越大。

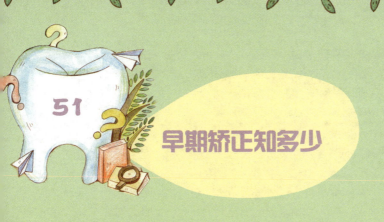

早期矫正知多少

很多父母都担心孩子牙齿长不好、不美观、不整齐，都希望能够尽早矫正牙齿。那么，这个"早"到底该多早呢？哪些情况需要早期干预、早期矫正呢？

第一种需要早期矫正的情况是孩子有不良的口腔习惯，包括咬唇、吐舌、吮指、张口呼吸等等。

如果孩子有长期咬上唇或下唇、吸吮嘴唇、抵嘴，或者吐舌头、顶舌等不良习惯，这些异常的唇舌肌肉力量加载在牙齿上，都会造成牙齿的内倾或外斜，长久下去，不仅会导致牙齿排列异常，还会引起颌面部的发育异常、变形（详见"孩子的不良口腔习惯"）。宝宝在婴幼儿口欲期会有暂时的吮指习惯，随着宝宝的长大，吮指习惯会慢慢减少。如果宝宝有较长时间、较频繁的吮指，会引起牙齿和手指的变形。有些孩子会有咬毯子、咬笔等习惯，这些也可能会引起牙齿的变形。这些不良口腔习惯导致的牙齿变形包括龅牙、牙齿咬合不上、牙弓窄小等等，应尽早纠正这些不良习惯。

如果在宝宝3～4岁以后，这些习惯还十分顽固而且造成了牙齿畸形，应根据孩子具体情况适时佩戴矫治器进行早期矫正，在矫正不良习惯的同时，也对变形的牙齿进行矫正。

第二种情况就是前文谈到的地包天，即反𬌗，也需要早期矫正。乳牙反𬌗，一般在3～5岁可进行矫正。如果错过了乳牙期的矫正，换牙

儿童
护牙宝典

期间也可以进行矫正。由于牙齿龋坏缺失或咀嚼习惯问题引起的两侧脸形不对称，如一侧牙齿反殆，另一侧牙齿正常咬合，这种情况也需要早期矫正，只要孩子能配合即可以开始矫正。

还有一种情况，即乳牙过早缺失。孩子从 6～7 岁开始换牙，直到 12 岁左右乳磨牙才全部换完。如果乳牙过早缺失，恒牙又未到萌出时间，在此期间，乳牙缺失引起的空隙，可能会由于后面牙齿的倾斜移位而减少或丧失，留给未萌恒牙的位置就少了。恒牙萌出可能受阻，或者在异常的位置萌出，导致牙列不齐。因此，当乳牙过早地缺失时，应及早看牙医，想办法为恒牙留出位置。

除了上述这些情况，有些孩子的面部有肌肉不协调、颌骨发育异常、咬合紊乱等问题，家长可能无法察觉判断，需要专业儿童牙医和正畸医生的检查确定，及早进行干预纠正，引导面部肌肉协调、颌骨正常发育。所以，带孩子定期检查牙齿是非常重要和必要的。

综上所述，所谓早期矫正，是指在孩子的乳牙期和换牙期进行的牙齿、颌骨的生长管理，对不良口腔习惯的阻断或纠正，使孩子的颌骨能够正常发育，引导牙齿顺利替换，避免或减少恒牙期的矫正。早期矫正应以孩子的适应和配合为前提，兼顾孩子的牙齿健康和心理健康，让孩子在快乐、积极的情绪中完成治疗。对于爸爸妈妈们来说，最好的方法是带孩子定期检查牙齿，牙医会及早发现孩子可能存在的不良口腔情况，根据孩子的具体情况在适当的时候开始早期矫正。

一棵树苗在长成参天大树前，可能会不断发出侧枝，歪着斜向生长，园丁们会不断地修剪往歪处生长的树枝，使其能够笔直生长。如果等到小树已长大完全歪斜定型了，再砍枝修剪，不光难度大，效果也难尽人意。在孩子十来年的生长发育过程中，儿童牙医们就如同园丁，他们分析并去除一些阻碍生长发育的外在因素，不断引导、促进孩子的健康生长，这就是早期矫正的意义。

Part5
矫正篇

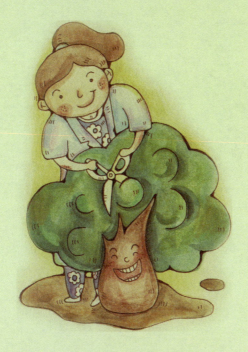

护牙小贴士

◇ 家长如发现孩子有不良口腔习惯，应咨询牙医并进行不良习惯的纠正。

◇ 定期带孩子做牙科检查，有利于及早发现各种可能导致牙列畸形的问题。

◇ 如果发现牙列、颌面畸形，应适时做早期矫正，引导孩子牙列和颌骨的健康生长。

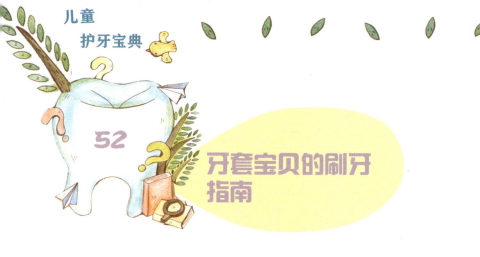

牙套宝贝的刷牙指南

戴上了牙套矫治器,牙齿的清洁问题就摆在我们面前啦!传统的刷牙方法已经不能将牙齿彻底清洁干净,孩子们也可能因为戴了矫治器觉得刷牙不方便,更不愿意刷牙了。长此以往,就会出现各种口腔问题。这一篇,我们来聊聊戴牙套的孩子们的刷牙事宜。

首先,我们来看看牙齿清洁不彻底会造成哪些危害呢?

牙龈炎

靠近牙龈的位置是食物残渣容易聚集的地方,也是人们通常容易忽视的区域,长期聚集的残渣容易引发牙龈炎症。原先粉红色的牙龈变成暗红色,形态肿胀,刷牙时候很容易出血,甚至轻轻碰触即出血。

牙齿脱钙龋坏

表现为牙齿颜色的改变,颜色发白,看似白斑,失去原有的光泽,严重的会出现龋洞,凹坑状。最后牙齿是排列整齐了,可是一排白白的牙齿也变成了一排坑坑洼洼或黄或黑的蛀牙了。

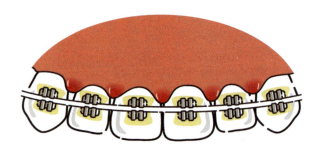

那么，该如何有效地刷牙呢？

首先说一下牙刷的选择，现在市面上有专门的正畸牙刷，有些牙科医疗机构也会设有展示品。从刷毛的样式上分为两种，一种为凹型牙刷，一种为凸型牙刷，刷毛较软。通常建议两支牙刷凹凸配合使用，效果会更好。这样刷毛的尖端可以进入牙齿托槽的周围，清洁到托槽周围的牙面。其次，牙膏要选择含氟的牙膏，有防龋功效。此外，还要配合使用牙缝刷、冲牙器、牙线来协助清洁常规牙刷清洁不彻底的区域。牙缝刷可以从牙套的弓丝下方穿过，清洁弓丝下方的牙面。当然，也可以使用电动牙刷，刷毛的选择也要软些，而且刷头尽量小，这样更方便使用。

刷牙的方法有多种，详见第176页的"刷牙方法大公开"内容，无论哪种刷牙方法，主要要点如下：

1. 刷毛45°角对着牙龈和牙面交界的位置，以清洁牙龈边缘粘附的食物残渣和菌斑。

2. 托槽周围容易食物滞留，要仔细刷干净。

3. 用牙缝刷清洁两牙托槽之间弓丝下方的牙面。

掌握了正确的刷牙方法，配合高效清洁工具，牙齿清洁就不是件难事了。其实最难的不是方法，不是工具，而是意识。如果家长和孩子没有口腔清洁保护的意识，装备再好的刷牙工具，牙医一遍又一遍地教刷牙，都是没有用的。大多数孩子出现清洁不良的情况都是由于思想上不重视。

除了固定在牙齿上的矫治器，还有一些可以摘取的活动矫治器、隐形矫治器。这些矫治器因为可以直接取下来，所以不像佩戴固定矫治器那样难以清洁，按照常规的刷牙方法进行即可。但是也要记得每天给这些活动牙套刷刷牙做好清洁哦！

儿童护牙宝典

护牙小贴士

◇ 戴固定矫治器的孩子尤其要注意口腔清洁，掌握正确的刷牙方法，预防蛀牙和牙龈炎。

◇ 戴活动矫治器的孩子也需要注意口腔清洁，矫治器应每日清洁干净。

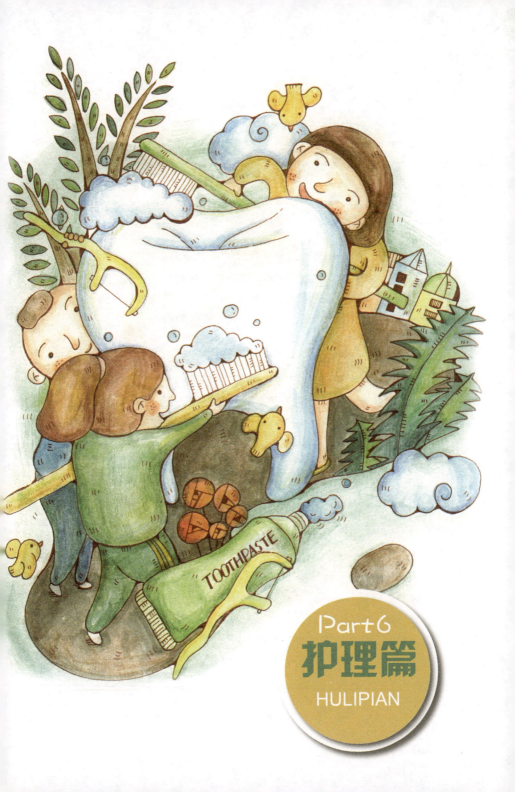

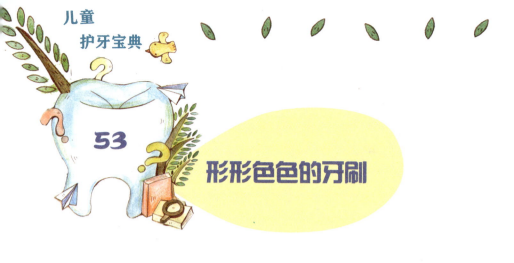

53 形形色色的牙刷

牙刷是刷牙必不可少的用具,很多爸爸妈妈疑惑,应该选择什么样的牙刷呢?哪些牙刷适合宝宝呢?这一篇,我们来了解一下形形色色的牙刷吧!

人类刷牙的历史可以追溯到一千多年前。古代佛教徒用柳枝刷牙,而古欧洲人用布擦洗牙。我国用牙刷的历史最早,在辽代应历九年(公元959年)的古墓中,就有两排8孔的植毛牙刷。随着时代的发展,牙刷也在不断地改进着。根据使用年龄和口腔的具体情况不同,牙刷的设计也各式各样。比如,儿童和成人的牙刷大小不同,牙周组织的健康状态不同,牙刷刷毛的软硬程度也因之有一定的不同。

牙刷总体可分为通用型与特异型两大类。成人通用型牙刷刷毛软硬适度,排列平齐,毛束排列不宜过多,一般为10~12束长,3~4束宽,各束之间有一定间距。特异型牙刷是为适应口腔的特殊情况和特殊目的而设计的,刷头形状和刷毛排列各有不同,有平面型、波浪型等等。刷头有长圆形、长方形、菱形、小圆形等,便于进入口腔内各个部位。刷毛多为尼龙丝。有些刷毛经过特殊处理,可以增强刷毛的摩擦力,提高刷牙效率。刷柄多为塑料制品,以不易弯曲、便于握持为目的。儿童牙刷,更是根据不同年龄阶段有不同的设计,有婴儿使用的指套牙刷、婴幼儿的硅胶牙刷、360°刷毛牙刷、刷头大小不同的儿童卡通牙刷等等。牙刷种类形形色色,如何为孩子选择牙刷呢?

给孩子选择牙刷的基本原则是：刷头大小适当（2～3个门牙的宽度为宜）、刷毛硬度为中度或软毛、刷柄易握持、适合儿童的不同生长阶段。下面就分阶段讲讲吧。

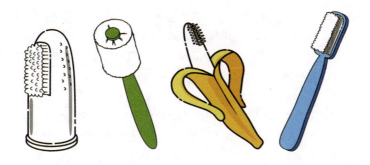

牙齿萌出前（0～6个月）

选择指套牙刷或硅胶头的牙刷，清洁并按摩牙龈，缓解牙齿萌出前的不适。除牙刷外，用干净湿纱布也可以清洁按摩牙龈。

牙齿萌出后到2岁

当宝宝牙齿萌出后，就要开始使用有尼龙刷毛的牙刷了。因为这个阶段需要家长为宝宝刷，应选择长柄家长好握持，软毛柔软不刺手，刷头较小、可以在宝宝口内灵活转动的牙刷。也可以给宝宝准备一把宝宝手持的牙刷，让宝宝尝试自己刷牙玩，可选刷毛、刷柄都柔软的"玩具型"牙刷，如硅胶牙刷，或者360°刷毛牙刷，让宝宝可以安全地把牙刷放在口内玩耍，而不会碰伤牙龈或口内软组织。这类"玩具型"牙刷的清洁效率略差，不如有尼龙刷毛的牙刷。所以宝宝牙齿的有效清洁，还是要靠家长手上的那柄牙刷。

2～5岁

可以教宝宝正确的刷牙方法了。家长可以给宝宝选择方便握持、刷头小、刷毛软硬适中的儿童牙刷。随着宝宝长大，可以逐渐更换刷头略大、刷毛略多的牙刷。如何判断刷毛是否软硬适中？以能刷掉牙面食物而摩擦牙龈又没有刺痛不适为标准。但孩子自己刷过后，仍需家长帮孩子仔

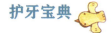

细刷第二遍。孩子刷牙只是他们学习的过程，真正有效维持牙齿清洁的工作必须靠家长来执行。

5 岁以后

这时候六龄牙开始萌出了，应选择较婴幼儿牙刷的刷头更大一些的儿童牙刷。也可以选择末端刷毛长一些的牙刷，这样更有利于清洁正在萌出中的六龄牙。可以让孩子自己刷牙了，但家长要监督检查孩子是否刷干净，必要时还需要帮助孩子刷牙。

除了手动牙刷外，电动牙刷的发明提高了人们刷牙的效率。从 20 世纪 60 年代开始，电动牙刷进入了美国市场。随着时代发展，电动牙刷在运动形式和频率上都有了改进。有的是往复式弧形运动，有的是直线运动，有的为圆形运动，有的为椭圆形运动，有的是两种运动相结合。根据电动牙刷的机械运动原理来决定电动牙刷的使用方法。

电动牙刷的设计最初主要用于生活不能自理的残障儿童或手功能障碍需要别人帮助的刷牙者，但现在越来越多的正常人群也开始使用电动牙刷。临床试验结果证明，电动牙刷的刷牙效率优于手动牙刷。

<u>但值得一提的是，正确刷牙方法的掌握是保证电动牙刷刷牙效果的前提。</u>可以这么说，使用电动牙刷是在掌握正确刷牙方法之上的锦上添花，如果不能正确地使用电动牙刷，那么电动牙刷的刷牙效果将大大降低。

给儿童使用电动牙刷时，要注意检查刷毛的软硬，震动的模式及频率是否适合孩子。电动牙刷的说明书上一般都有标注适用年龄。对于幼龄儿童，从使用的安全性和孩子的接受度来说，建议家长先熟练使用手动牙刷帮宝宝刷牙，待孩子适应并配合后，再尝试使用儿童电动牙刷。

此外，还有一些特殊牙刷，如邻间刷和矫正用的正畸牙刷。邻间刷状似小型的洗瓶刷，为单束毛刷，有多种大小不同的形态和型号供选择，较小型的牙缝刷一般会插上手柄，以便于握持使用。这种牙刷主要用于清除牙邻面菌斑与食物残渣，适用于牙齿之间缝隙较大、有牙周病以及佩戴固定矫治器的人们。也可以用于刷矫正器、固定修复体、种植牙、缺隙保持器和其他常用牙刷难以达到的部位。而正畸牙刷则是专门为正在戴固定矫治器的人群设计的。

总之，牙刷应根据使用者的个人实际情况、口腔内健康状况、个人喜好、牙医的指导来综合选择。最简便的方法，就是咨询你的牙医了！

护牙小贴士

◇ 宝宝长牙后就需要刷牙了。
◇ 不同年龄阶段应选择不同的牙刷刷牙。
◇ 电动牙刷可以提高刷牙效率，但应以正确的刷牙方法为前提。

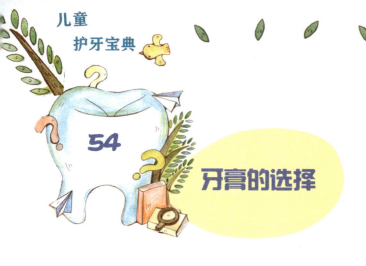

54 牙膏的选择

选择好了合适的牙刷,面对琳琅满目的牙膏,爸爸妈妈们是否又陷入了纠结和无措中?牙膏如何选择?请听我慢慢道来。

牙膏的基本作用和主要成分

虽然市面上的牙膏品牌众多,令人眼花缭乱。但作为刷牙的辅助剂,牙膏的基本作用大同小异,主要有以下几点:

1. 增强牙刷去除食物残渣、软垢和牙菌斑的效果,保持牙齿清洁、美观、健康。

2. 消除或减轻口腔异味,使口气清新。

既然牙膏能起到清洁牙齿、清新口气的作用,那么它是如何起作用的呢?让我们看看牙膏的基本成分吧!

各种品牌牙膏的基本成分其实都是类似的,即包括摩擦剂、洁净剂、润滑剂、胶粘剂、防腐剂、甜味剂、芳香剂、色素和水。另外,根据不同的目的加入一些有保健作用的制剂。

首先说说摩擦剂。摩擦剂是牙膏的主要组成部分,占20%~60%,由碳酸钙、磷酸氢钙、氢氧化铝、焦磷酸钙、二氧化硅等组成,主要作用通过刷牙动作，使摩擦剂在牙面起到摩擦作用，去除菌斑、色素、食物残屑，使牙面光洁。这是我们刷牙时使用牙膏最主要的目的。

其次是清洁剂。清洁剂也称发泡剂或表面活化剂，也就是我们刷牙时候冒出的牙膏泡泡的来源。主要有月桂醇硫酸钠、n-十二烷基氨酸钠、椰子单酸甘油酯磺酸钠，其百分比在1%～2%，它的主要作用为降低表面张力，增进洁净效果，浸松牙面附着物，使残屑乳化和悬浮，发泡利于除去食物残屑。

此外还有润湿剂和胶黏剂。它们的主要作用是维持一定湿度，使呈膏状，防止在空气中脱水，延迟变干，并稳定膏体，以阻止微生物生长。

防腐剂的作用也是防止细菌生长，膏体变质，膏体硬化，延长储存期限。

芳香剂主要有薄荷、留兰香等，使牙膏的味道清新、爽口。

甜味剂提供易为人们接受的味道，必须无致龋性，常用人造无致龋性甜味剂，但不是所有牙膏都有。

不同种类的牙膏

我们了解了牙膏的基本成分，知道了所有牙膏其实成分大同小异，那么市面上那些不同用途的牙膏究竟区别在哪？功效如何？其实很简单，那是由于不同品牌牙膏的膏体中加入了其它有效成分，如氟化物、抗菌药物等，故而具有某种特殊功效，如防龋、抗菌等。下面就列举一些常见的功效牙膏。

防龋牙膏： 其中以含氟牙膏为主，氟可以降低釉质在酸中的溶解度，增强釉质再矿化，预防龋齿发生（详见本书第78页"坐而论氟话护牙"）。常用在牙膏中的氟有氟化钠（NaF）、单氟磷酸钠（SMFP）等，这些成分通常在牙膏的包装上会注明。

抗菌牙膏： 很多牙膏产品中添加了抗菌成分。虽然这些产品不是治疗牙龈炎的根本方法，但具有一定抑菌和缓解牙龈炎症的作用，如洗必泰牙膏。

儿童护牙宝典

洗必泰是一种广谱抗菌剂,是减少菌斑与龈炎的有效制剂,没有明显的抗药性。它的作用机制是使牙表面的细菌生物膜减少,改变细菌滞留的生长机制,以达到牙面细菌殖居减少的效果。但洗必泰长期使用可使牙面色素沉着。还有其他一些标注了抗菌消炎作用的牙膏,也是由于添加了各种抗菌成分。

脱敏牙膏:脱敏牙膏含有降低牙本质过敏的制剂,可以缓解牙本质敏感。这种牙膏根据作用机理主要分为两类。一类是以可溶性钾盐为主,如硝酸钾。硝酸钾直接作用于感觉神经细胞外部,抑制神经疼痛信号传导,从而减轻痛觉。但含钾牙膏不能连续使用超过4周,因为钾离子会使痛觉神经麻木,可能会延误其他口腔问题的发现。另一类是抗牙本质过敏牙膏,通过阻塞暴露的牙本质小管口,阻隔外界刺激,从而降低牙齿敏感性,缓解疼痛。

美白牙膏:牙齿的着色,有外源性和内源性两种。外源性是指外界的食物或抽烟等引起的牙面变色。美白牙膏中的特殊摩擦剂和化学制剂,能够去除这些外源性着色,从而达到增白效果。而内源性的牙齿着色,是指牙齿内部结构发生的着色,比如四环素药物沉积在牙本质,形成暗灰色的四环素牙。这类着色需要使用过氧化物成分,需在临床医生指导下使用。

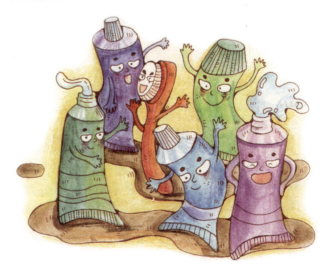

中草药牙膏：如牙膏中加入黄芩、厚朴等。中草药牙膏的品种较多，有些已被证实有一定的抑菌作用，但缺乏大量的临床试验研究的直接证据，其作用机制也尚不清楚。故仍需进一步研究。

目前，含氟牙膏和含有其他活性成分的药物牙膏已在世界范围内广泛使用，几乎完全取代了普通牙膏。而儿童含氟牙膏，则以防龋为主要目的，主要成分亦同成人含氟牙膏，但牙膏中氟的浓度会略低。有些婴幼儿牙膏不加氟，以避免婴儿对氟的误吞。儿童牙膏多根据孩子的特点增加不同的口味。

对牙膏的选择，应遵从医生指导，根据个人的不同口腔健康情况，从效果与安全性、专业人员与机构的认可度、香型可接受程度以及价格的可承担程度考虑。爸爸妈妈们为孩子选择牙膏时，也应根据孩子的年龄和具体口内牙齿情况，遵从医生的建议，选择含氟或含有其他有效成分的牙膏。孩子对口味的偏好也是家长选择牙膏的一个参考。

最后，需要强调的一点是，任何牙膏都是牙齿清洁的辅助剂，如果不能保证有效的刷牙方法和时间，再贵再名牌的牙膏都是起不到作用的。良好的口腔清洁意识、医生的指导、合适的牙刷牙膏等清洁用品，这样三体合一才是一口整齐洁白牙齿的保障！

护牙小贴士

◇ 牙膏的主要成分是摩擦剂和清洁剂，因此牙膏的主要作用是辅助刷牙，清洁牙面。

◇ 各种特效作用的牙膏都是在摩擦剂和清洁剂之外，添加了一定的有效成分。

◇ 没有正确的刷牙方法和足够的刷牙时间，再特效的牙膏也起不到作用。

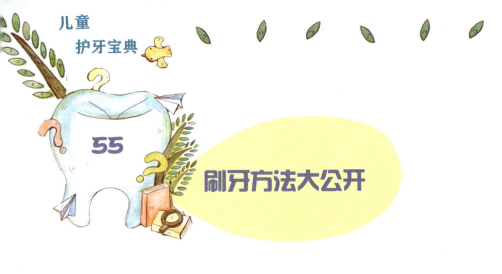

刷牙方法大公开

亲爱的朋友们,刷牙是我们控制牙菌斑最有效实用的方法。但常常有朋友说,我每天都刷牙,为什么还有蛀牙?我家孩子每天都要刷两次牙,为什么还这么多蛀牙?但是,您真的有效地刷牙了吗?您孩子的牙齿确实刷干净了吗?

设计合理的牙刷和正确的刷牙方法能有效地清除菌斑。刷牙主要强调刷得彻底,不过分强调次数,建议每天早晚各刷一次。下面给大家介绍几种正确的刷牙方法:

Bass 法(巴氏刷牙法,水平颤动法)

这种方法能够有效地清洁容易被人们忽视的牙龈沟,即牙齿与牙龈交界处。如果您有牙龈发炎,牙龈容易出血,Bass 刷牙法可以有效地清洁牙龈沟的菌斑及食物残渣,减轻牙龈炎症,缓解牙龈出血现象。具体方法如下:

1. 将刷头放于牙颈部,毛束与牙面成 45° 角,毛端向着根尖方向,轻轻加压,使毛束末端一部分进入龈沟,一部分在沟外,并进入牙齿相交的邻面。

2. 牙刷在上述位置作近、远、中方向水平颤动四五次,颤动时牙刷仅移动 1 毫米,这样可将龈缘附近及邻面的菌斑揉碎并从牙面除去。

3. 刷上下前牙的内侧面时，可将牙刷头竖起，以刷头的前部接触近龈缘处的牙面，作上下的颤动。

4. 依次移动牙刷到邻近的牙齿，重复同样的动作。

全口牙齿应该按照一定的顺序刷，勿遗漏，并保证刷到每个牙面。每次移动牙刷时应适当重叠，以免遗漏牙面，尤其是牙齿朝向舌头那面也应刷到。

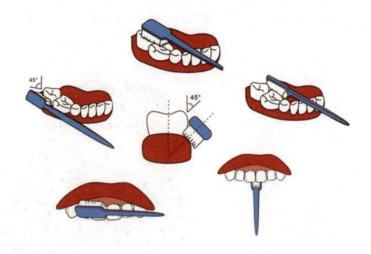

Rolling法（竖转动法）

该方法更适用于有牙龈退缩者。可以选用中等硬毛或软毛牙刷，刷毛不进入龈沟，故牙刷不会损伤牙龈，而且除去菌斑的作用比较有力。

1. 刷毛先与牙齿长轴平行，毛端指向牙龈缘，然后加压转动牙刷，使刷毛与牙齿长轴成45°角。

2. 转动牙刷，使刷毛由龈缘向咬合面方向，即刷上牙时刷毛顺着牙间隙向下刷，刷下牙时从下往上刷。

3. 每个部位转刷五六次，然后移动牙刷位置。

儿童护牙宝典

Fones 法（圆弧法）

这种方法操作比较容易，最易为年幼儿童学习和理解。然而其缺点为邻面的清洁效果差。选择刷毛软、单丝直径细的牙刷。在上下牙咬紧时，刷毛轻度接触上颌最后磨牙的牙龈区，用较快、较宽的圆弧动作，很少的压力从上颌牙龈拖拉至下颌牙龈。前牙上下相对接触，作连续的圆弧形颤动。形象点说，就是从上牙向下牙方向做画弧动作。

以上三种方法是最常用的刷牙方法，也可以综合运用，以取得较好效果。对于牙龈外形正常的年轻人和儿童，无论哪种方法，只要针对牙龈边缘附近和牙间隙处的菌斑，均可以有效地清洁牙面。

除了刷牙之外，还必须辅助以其他措施，如使用牙线清洁牙齿缝隙内的菌斑，才能彻底有效地进行口腔清洁。

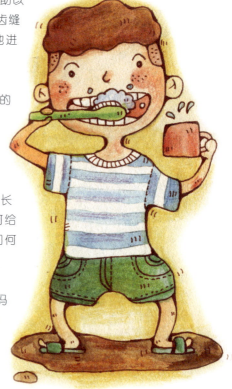

对于儿童来说，由于孩子的饮食特点、乳牙结构特点以及自我清洁的能力弱等因素，罹患龋齿的可能性较成人大，因此需要家长帮助孩子刷牙。对于 6 岁以下的小宝宝，以家长帮助孩子刷牙为主。具体如何给小宝宝刷牙，详见下一篇"如何帮宝宝刷牙"。

6 岁以上的孩子，爸爸妈妈们可以让孩子自主刷牙，但家长必须辅助监督，可以在孩子刷完之后检查并再次帮助孩子刷牙。

对于 9～10 岁以上的孩子，已经有一定的自控能力，但父母仍然需要督促孩子刷牙，定期带孩子去牙医处检查，牙医和孩子的直接对话也会让孩子觉得受到尊重，从而增强其自觉性和自律性。

刷多久呢？成人和大龄儿童每次刷牙应持续三分钟以上。3～6 岁的宝宝每次刷牙尽量刷到 2 分钟以上。3 岁以下的小宝宝，根据孩子大小，尽量刷到 1～2 分钟。

护牙小贴士

◇ 有效的刷牙方法可以概括为：牙齿每个面都刷到；刷毛对着牙龈呈 45°；水平颤动刷或者上下转圈刷。

◇ 坚持正确的刷牙方法，每颗牙都仔细刷过，就一定能保证足够的刷牙时间。

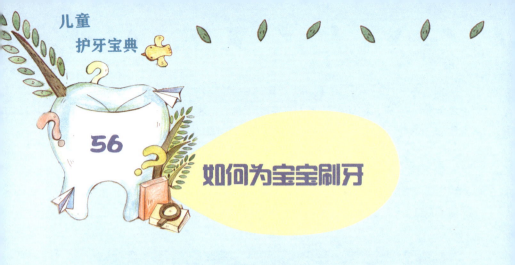

如何为宝宝刷牙

很多爸爸妈妈都头痛：孩子不愿刷牙，怎么办？孩子嘴巴那么小，怎么刷？这一篇，我就来给大家支支招，讲讲如何为宝宝刷牙。

首先需要强调的是，给宝宝做口腔清洁要从出生以后就开始，而不是等到2～3岁以后才刷牙，因为习惯的养成越小开始越好。就如同我们会给婴儿洗澡、洗脸，孩子一天天大了，也会习惯每天早起睡前要洗脸洗手。等孩子长到2～3岁的时候，通常自主意识比较强了。即使孩子有时候也会叫嚷着不愿意洗脸洗手，做父母的仍然会坚持洗，并会通过图片或者动画告诉孩子，手上有细菌，一定要洗干净。这样孩子就明白，这是长久以来每天都要做的事情，而且是有道理的，因为手上的细菌虫子必须得清洗掉。刷牙也是同样的道理！如果从小没有养成习惯，在孩子2～3岁有自主意识、个性显露的时候，往往会抗拒、排斥刷牙，不喜欢、不习惯牙刷伸进嘴里的感觉。好了，明白了这一点，我们继续聊。

刷牙的工具、姿势和方法

给宝宝刷牙，先要准备好工具：牙刷、牙膏、漱口杯、吐水杯、纸巾或干净纱布。对于3岁以下的宝宝，牙膏仅用米粒大小，薄薄一点；对于3岁以上会吐水的宝宝，牙膏可以用绿豆大小。对小宝宝，漱口的水用干净温开水，另一个杯子用来接宝宝漱口吐出来的水。对于4～5岁以上的大孩子，就可以用自来水漱口了。纸巾或干净纱布用来擦拭宝宝残留嘴边的牙膏泡泡和水。

刷牙姿势：给宝宝刷牙的姿势，通常可以有以下几种姿势。

第一，<u>躺式</u>。宝宝躺在床上，让宝宝张嘴，家长刷。有时候宝宝可能会手抓脚蹬，家长要一边哄着宝宝，和宝宝说话，吸引宝宝的注意力，一边轻柔固定住宝宝手脚，趁机刷。另一种躺式是让宝宝躺在爸爸膝盖上，头靠着爸爸怀里，由爸爸轻柔固定住宝宝的手脚，妈妈面对宝宝，给宝宝刷牙，又称"对膝式"。当然，爸爸妈妈的角色可以互换。

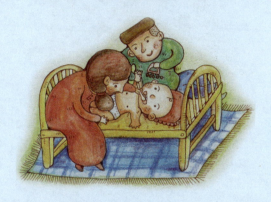

第二，<u>抱坐式</u>。抱着宝宝，让宝宝坐在你一侧大腿上（通常是左侧），宝宝头靠在你左侧胸前和左臂弯里，你的右手给宝宝刷牙。当然，习惯用左手刷牙的可以反方向。

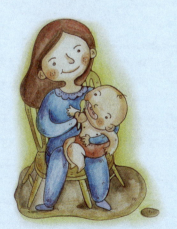

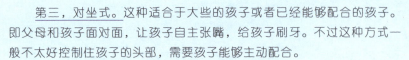

第三，对坐式。这种适合于大些的孩子或者已经能够配合的孩子。即父母和孩子面对面，让孩子自主张嘴，给孩子刷牙。不过这种方式一般不太好控制住孩子的头部，需要孩子能够主动配合。

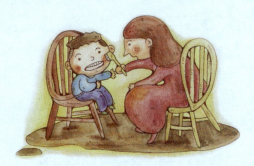

刷牙方法：对于小宝宝和还不能配合的宝宝，很难做到成人标准的"巴氏震颤"刷牙方法，但我们可以改良变通一下。比如转圈式刷，即牙刷在牙面上转圈着刷；或者游戏式刷，即趁着宝宝高兴，做游戏一般左边刷几下，右边刷几下，不用固定的方法；甚至一会横刷，一会竖刷。但无论什么方法，都要注意几点：

第一，不能只刷牙表面，要刷到牙龈的位置，尤其是牙齿和牙龈交界的地方要刷。这个位置很容易被忽视：这是多数牙齿发生脱矿，产生蛀牙的常见部位；这也是牙齿形成色素的常见部位。

第二，不能只刷牙齿咬东西的咬合面，牙齿的正面侧面里面外面都要刷，尤其是后牙靠近脸颊部的那面。家长可以用另一手的手指轻轻拉开宝宝脸颊，让牙刷不受到脸颊的压迫而自由转动。

第三，如果使用牙膏，刷牙后多漱口。小宝宝还不会漱口的话，妈妈可以用干净湿纱布帮宝宝擦去泡沫，牙膏量一定要注意，只在刷毛上沾一点点就行。

宝宝不配合刷牙怎么办

对于1～3岁的宝宝，可能会有段反抗期，宝宝有自己的主见了，不乐意刷牙，或者一定要自己刷。爸爸妈妈要坚持下去，一方面坚定每日必须的刷牙工作,即使宝宝反抗哭闹。除了安慰鼓励宝宝,更要让宝宝明白刷牙是每日必须的清洁工作。如果宝宝实在哭闹得厉害,可以暂时缩短刷牙的时间,但一定要坚持每日刷。

对于只愿意自己刷,不愿意家长帮忙刷的宝宝,家长可以想想其他办法鼓励孩子,比如互相帮刷牙,给玩具刷牙等等。

另一方面,很重要的是,帮宝宝刷牙,让宝宝爱上刷牙,就要让刷牙的过程变得活泼有趣不枯燥。方法有很多种,爸爸妈妈动动脑筋。比如,小火车开进嘴巴山洞,牙齿大街上打扫卫生,牙刷躲猫猫,唱刷牙歌等等。此外,要让孩子自己选择喜欢的牙刷、喜欢的牙膏口味等。刷完要表扬、鼓励孩子。

通常经过了这段反抗期,3岁以后的孩子就会比较习惯并配合刷牙了。当然,也有的孩子从婴儿开始就很自然地习惯刷牙,而没有这段反抗期。

总之,爸爸妈妈们要让孩子体会到,刷牙是必须的,刷牙也是有趣的。习惯的培养要靠家长们的坚持。这样,慢慢孩子大一些了,刷牙就会越来越容易了。直到某天,你会听到宝宝主动提醒你:妈妈,我要刷牙!

护牙小贴士

◇ 宝宝出牙前的口腔护理,有助于刷牙习惯的养成。
◇ 不同年龄的宝宝,可以选择不同的刷牙姿势。
◇ 用各种有趣的方法引导孩子刷牙,温柔而坚定地执行下去,孩子就会慢慢养成刷牙的好习惯。

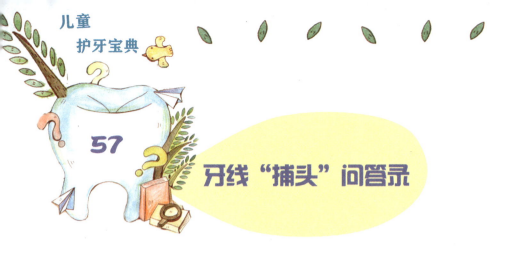

牙线"捕头"问答录

前面我们已经认识了牙刷和牙膏,这一篇,我们请来了牙线"捕头",请他自己来和大家谈一谈吧!

嗨,大家好!我是"捕头"牙线,我的名字也许您已经听说过,或者早已认识我,那是我的荣幸!但也有一些朋友对我还很陌生。今天,请允许我先自我介绍一下。我的身形,正如我的名字"牙线",是在牙齿上使用的一根长长的线。我的职业,正如我的绰号"捕头",我缉拿的是人们饭后牙齿缝隙里的食物残渣和牙菌斑。下面,我就来回答一下爸爸妈妈们常问到的问题吧!

为什么要使用牙线

大家都有这样的经历,在进食之后,我们的牙齿缝隙里会嵌塞食物。有时候即使是刷牙,刷毛也无法进入缝隙,无法去除这些食物。牙线的作用正是剔除这些嵌塞在牙缝里的食物残渣,刮除我们肉眼看不到的牙菌斑。许多人的龋齿都是从两牙相邻的部位开始的,正是由于牙缝隙这样的卫生死角长期没有清扫,以致细菌和食物长期存留,最后形成龋齿。而牙线,就是清洁这些卫生死角的有效工具。因此,牙医们都强烈建议每日使用牙线。

超市里的牙线似乎有很多种类,该怎么选择

其实所有牙线使用原理都一样,没有大的差别。厂家只是在细节上做不同的处理。比如加蜡的会更光滑一些,进入拥挤的牙缝可能更顺利些;有些牙线会有薄荷口味;有些强调加了氟;有些线稍微宽点,更不容易

勒到牙龈；有些牙线稍微细点，容易清扫到细微的地方；有的牙线材质更舒适。这些都需要您自己去试试比较看，找到自己喜欢的，适合自己的。比如，有的小朋友就不喜欢薄荷味重的，觉得有点辣辣的感觉。儿童的乳牙比恒牙小，太粗的牙线也不适合乳牙，清洁效率不高。如果大人牙齿排列比较拥挤，两颗牙之间太紧密，建议还是试试宽点的加蜡牙线，这样可以缓慢进入牙缝，不容易伤到牙龈。还有膨胀型牙线，进入牙缝遇到唾液会膨胀，可以塞满牙间隙，刮擦牙面时候能更有效地清洁牙面，还可以很好地辨认使用过的那截。好的牙线不会断线，不会劈线。总之，选牙线和选衣服差不多，首先衣服料子要好，剪裁做工要好，至于款式和大小，试过了，合身的，就是最好的。

牙线会不会把牙缝弄大

牙线会不会损伤牙齿，这个问题是家长们经常提到的。打个比方吧，大家想想，我们每天用毛巾洗脸擦手，毛巾会不会把脸和手擦破呢？很显然，答案是不会，除非用特别大的力气故意用劲蹭皮肤；或者本身脸上或手上有伤痕了，毛巾一用力，可能会觉得伤口处疼痛。同理，正常使用牙线也不会对牙齿有危害，除非您的牙齿本来就摇摇欲坠。牙缝的大小和牙线就更没关系了。牙周组织健康，牙齿排列整齐，牙缝就小。如果有牙周病，牙槽骨萎缩了，牙根暴露，牙缝就大。这和牙线的使用无关。就好比一个人胖一点或瘦一点，和给这个人量体裁衣的裁缝没关系一样。

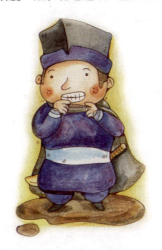

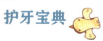

牙线、牙签和牙线棒,如何选择

牙线是最方便最有效的清洁工具。牙签因为个头比较粗大质硬,无法拐弯清洁到牙缝下方,所以基本被牙线淘汰了。牙线棒,因为牙线固定在了Y字型的棒子上,不用自己取线绷线,使用上方便了。但由于线被固定成了直线,无法包绕牙面做清洁,所以尽管可以用在前牙,但不做常规首选。如果孩子能够配合,还是用牙线吧。如果孩子较小,牙齿萌出不多,也可以用牙线棒给孩子清洁。

水牙线是牙线吗

水牙线,其实就是一种小型淋喷头,可以控制出水的频率和大小,有的配有超声功能。用它来冲洗牙齿,类似于给牙齿洗澡。它的优点是用着舒服。另外,看到平常漱口漱不出的饭菜叶子都冲出来,心里是不是有成就感了?目前大多数研究都证明,水牙线配合有效刷牙,相对于一般手动刷牙和使用牙线,可以更有效地去除牙菌斑。但水牙线也有一定缺点:研究的样本量尚小,远期效果还有待观察;价钱比一般牙线贵,携带不方便。总结一下,有人爱在家搓澡,也有人除了日常搓澡,还常去做个SPA,按摩放松。看个人喜好啦!有条件的就用吧!

宝宝什么时候开始用牙线

宝宝长牙了就可以用牙刷和牙线了。刚开始宝宝只长了几颗门牙,吃的食物以奶为主,牙线基本上刮不出什么,可能你会觉得没什么意思。但是,一方面,牙面上虽然没有明显的食物残渣,但会有细菌驻扎,使用牙线可以刮除、减少牙面上的细菌。另一方面,越早使用牙线,孩子越容易习惯。如果等到孩子大些,牙全出齐了,自主意识也强了,突然塞个牙刷或者牙线到孩子嘴里,不反抗才奇怪呢!

怎么给宝宝用牙线

给宝宝用牙线,是爸爸妈妈的任务。首先,爸爸妈妈们自己要熟练使用牙线,熟能生巧。其次,哪种姿势最顺手就用哪种。可以让宝宝靠着仰头,妈妈面对宝宝;也可以让宝宝躺着仰头,妈妈在宝宝侧方或后方。躺式会比较方便看清宝宝口内的牙齿情况。宝宝的嘴小,对于前面大门牙,可以用牙线棒或者牙线。对于里面的磨牙,需要用两边绷住线的食指伸进去宝宝嘴里,可能有点难度哦!需要熟能生巧。爸爸妈妈们记住要先洗干净手哦！最后，要让孩子主动参与，让清洁牙齿的过程变得有趣。具体方法，妈妈们想想办法吧，比如编故事、模拟牙医等等。但对于幼龄宝宝，家长一定要注意安全。避免宝宝自己玩耍时，牙线缠绕住手脚而发生危险。

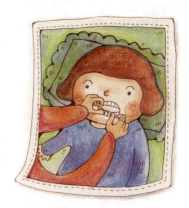 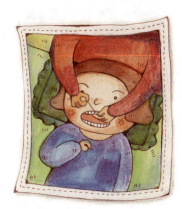

牙线什么时候用？一天几次

牙线在刷牙前或者刷牙后使用都可以。刷牙前用，你可能会看着牙线上刮下来的东西更有"成就感"！刷牙后用，你可以看到，即使刷了牙，牙缝里还是有不少食物残渣清除下来，牙线的清洁效果更直观了！建议早晚两次刷牙并且使用一到两次牙线。白天出门在外最好随身带上牙线，这样在外进餐后，可以去洗手间漱口，并用牙线清洁，避免菜叶子等食物嵌塞在牙缝里。防尴尬必备武器啊！

护牙小贴士

◇ 牙线是清除牙缝里牙菌斑和食物残渣的最好工具。
◇ 牙线安全有效，应每日使用。
◇ 给宝宝使用牙线前，家长要自己熟练使用。

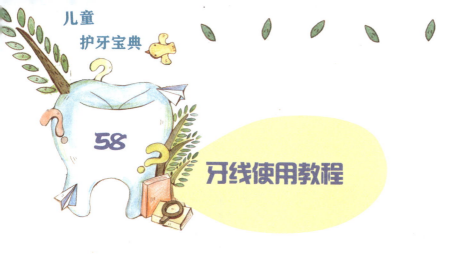

牙线使用教程

上一篇,我们了解了牙线使用的重要性,但究竟怎么使用牙线呢?一根简单的牙线怎么清洁到嘴里所有的牙齿呢?小小牙线,让很多人都觉得无从下手。不用担心,牙线使用教程来了!

牙线的使用,概括起来就是这几句话:<u>取线绷线,慢拉入缝,包牙刮面,一缝两边,洁完换线</u>。下面我们来一一说明。

取线绷线

取 30 厘米左右长的牙线,即一个手臂的长度。线的两边各绕在中指上,左右手的中指间牙线约 10~15 厘米。用拇指和食指捏住牙线,绷紧。捏住后中间保持 2 厘米的距离。太长不利于控制,太短则不好放入牙缝。

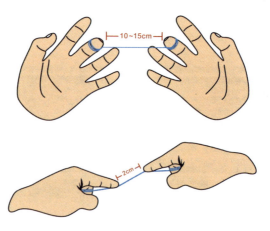

慢拉入缝

将牙线前后"拉锯式"慢慢拉动进入牙缝，强行直压进入会撞伤牙龈出血。

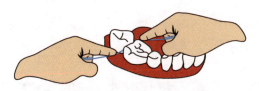

包牙刮面

牙线是 C 字形包住牙齿邻接面，并不是直线，直线容易弄伤牙龈，也清洁不到牙齿邻面的菌斑。这就是为什么不推荐后牙用牙线棒的原因：因为牙线棒上的牙线是直线，不能弯曲。包住牙面后上下拉动牙线，刮除牙面上的食物残渣和菌斑。

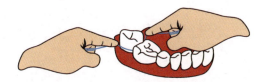

一缝两边

每个牙缝内相邻两颗牙的侧面都要清洁到。

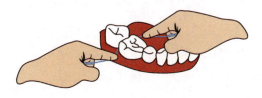

洁完换线

每个牙缝清洁完，换另一段干净的牙线。可在小指与手掌相握处攒一纸巾，将用过的牙线绕在纸巾上，以去除线上污物。一边手指松线一圈，让出干净的一段，另一边将用过的牙线绕上手指。即一边手指松一圈，一边手指绕一圈。

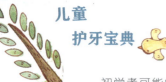
儿童护牙宝典

　　初学者可能觉得难学,其实只要可以清理到牙缝,采取自己觉得舒服的手势就行。从前牙开始学习,熟练后再试后牙。对着镜子做,直到熟练后,一口牙的牙线清洁1分钟就可以完成。

　　当爸爸妈妈们熟练掌握以上的牙线使用方法后,就可以尝试给宝宝用牙线了。给宝宝用牙线的姿势和给宝宝刷牙时大致一样。

护牙小贴士

　◇ 牙线使用步骤:取线绷线,慢拉入缝,包牙刮面,一缝两边,洁完换线。
　◇ 牙线使用,熟能生巧。

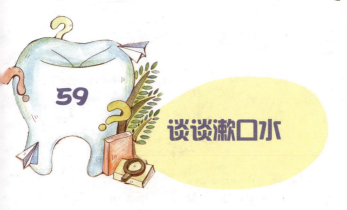

59 谈谈漱口水

了解了牙刷、牙膏和牙线，接下来，我们来谈谈漱口水吧！

由于大多数人并不能很好地掌握有效的刷牙方法及牙线使用方法，漱口水的使用起到了查漏补缺的作用。它可以到达口腔各部位，进入一些牙刷进不去的角落，比如牙缝里和牙龈边缘，达到清洁杀菌的效果。而且漱口水使用方便，这也是越来越多的人青睐它的原因。

漱口水的主要成分包括抗菌物质、承载抗菌物质的溶剂、增味剂、稳定剂、防腐剂。因此，漱口水的主要作用就是抗菌，减少菌斑的堆积，降低牙龈炎的发生，此外还能够清新口气。不少漱口水中含有一定的酒精，酒精既可作为有效成分的溶剂，也可以作为稳定剂和防腐剂，还有一定的口感作用，令使用者感受到独特的清洁感。

漱口水的种类繁多，根据其抗菌物质的不同而不同，美国牙科协会（ADA）认可的有效的杀菌漱口水为含精油和洗必泰两种。含精油成分的杀菌漱口水在美国已经有百年历史，其典型代表即李施德林杀菌漱口水。它的主要抗菌成分包括百里香酚、桉叶油素、水杨酸甲酯、薄荷脑等四种精油。它是第一个被美国牙科学会认可的非处方品牌漱口水，得到美国牙科协会"可以预防及减少牙菌斑及牙龈炎出现"的证明。洗必泰杀菌能力强，洗必泰漱口水也被证实具有有效减少菌斑和牙龈炎发生的作用。但洗必泰长期使用有使牙面和舌面着色的缺点，还可能引起味觉障碍。因此，洗必泰漱口水一般只在牙科治疗时才使用。此外，还有

儿童护牙宝典

含中草药、含抗生素（如甲硝唑等）、含氟、含其他抗菌物质（如三氯生等）的漱口水。这些保健性和治疗性的漱口水都有一定的功效。朋友们选择的时候，建议听从牙医的意见，根据自身口腔情况进行选择。

可能大家会问，漱口水长期使用是否安全？尤其是含酒精成分的漱口水会不会致癌？大量科学研究显示，虽然烟酒的摄入与口腔癌的发生有紧密相关性，但使用漱口水（无论是否含酒精）与罹患口腔癌的风险因素并没有相关性。而被 ADA 认可的漱口水抗菌成分，更是经过了有效临床试验的安全检测。

关于漱口水的使用时间，可以在饭后使用以达到清洁口腔的目的，更推荐在每日刷牙、使用牙线之后使用，真正达到查漏补缺的作用。<u>儿童应在牙医建议和家长监督下酌情使用，学龄前儿童禁用，以避免误吞。</u>

总之，漱口水并不能代替刷牙和使用牙线，正确的口腔护理方法是：保证健康饮食、饭后漱口、早晚刷牙、使用牙线、可使用漱口水。

护牙小贴士

◇ 漱口水有一定的抗菌杀菌作用。
◇ 漱口水不能替代刷牙和使用牙线。
◇ 漱口水的类型众多，使用前可以咨询牙医。

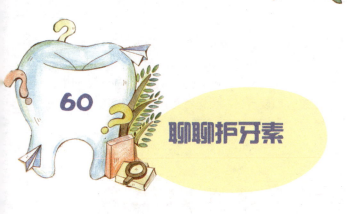

60 聊聊护牙素

亲爱的爸爸妈妈们,牙刷、牙膏、牙线、漱口水,可以说是保护牙齿的四把利器。除了这四把利器,还有一些辅助的护牙用品,如现在市面上出现的护牙素。护牙素是什么?也许有些爸爸妈妈对它还很陌生。那就让我们来了解一下吧!

护牙素是一种保护牙齿的糊剂类用品。

最常用的护牙素,其主要活性成分为 CPP-ACP。CPP-ACP 是酪蛋白磷酸肽-无定形磷酸钙的缩写。酪蛋白磷酸肽(CPP)是一种牛奶提取物,它可与钙磷结合,形成稳定的无定形磷酸钙(ACP)。科学研究发现,CPP-ACP 覆盖在牙齿和生物膜表面,溶入唾液中,可作为钙磷储存库,向牙面及生物膜内释放钙磷离子,促进牙面再矿化。此外,CPP-ACP 还可能抑制细菌在牙面的附着,从而起到抗龋作用。众多临床试验结果显示,使用 CPP-ACP 有可能促进脱矿牙釉质的再矿化。这种护牙素因其安全性,适用于各年龄段人群的龋病预防:包括预防婴幼儿和孕妇的牙齿早期脱矿、促进脱矿白斑的再矿化;正在矫正牙齿的儿童及成人,用以预防矫正托槽周围的牙面脱矿;还可预防老年人牙齿根面龋齿的发生;减轻牙齿敏感症状等。但对牛奶蛋白过敏的人群,或特殊敏感的人群禁用。

不少爸爸妈妈会把护牙素和牙膏弄混,甚至用了护牙素就不用牙膏了。实则不然,护牙素与牙膏是不同的。牙膏的主要成分包含清洁剂、摩擦剂等,其主要作用是清洁牙面;而护牙素则是以提供钙磷离子、增

儿童护牙宝典

强牙齿结构为主要作用,并没有清洁牙面的功能。所以,在使用上,并不能相互替代。护牙素可在每晚刷牙之后、睡觉之前涂抹于牙齿表面,保持5～10分钟后吐掉。如果可能,尽量延长护牙素与牙面接触的时间。由于CPP-ACP的安全性,即使不小心少量吞咽也没有关系。也可以于涂抹之后直接睡觉,第二天早晨起床后刷牙漱口去除。

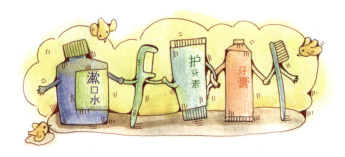

有一些加强型护牙素,除了含有CPP-ACP成分外,还加入了氟化物,以此达到更加有效的预防脱矿、增强再矿化的作用。但这类护牙素含氟,为避免误吞过量氟,使用时建议涂抹5～10分钟后即去除。

还有一些以氟为主要活性成分的护牙素,不含CPP-ACP,也可以预防牙齿脱矿,并促进脱矿的牙齿再矿化。

护牙素作为新兴的护牙产品,由于其安全性高、适龄范围广和易操作性,近来受到众多牙医的推荐,尤其在对婴幼儿和孕妇的龋齿预防方面有一定的功效前景。但家长们最好在牙医的指导下给孩子使用。科学家们也正在不断地进一步研究,使其发挥更加有效的抗龋作用。

护牙小贴士

◇ 护牙素具有一定的防龋功效。
◇ 护牙素不是牙膏,并没有清洁牙齿的作用。
◇ 护牙素的使用便捷安全。

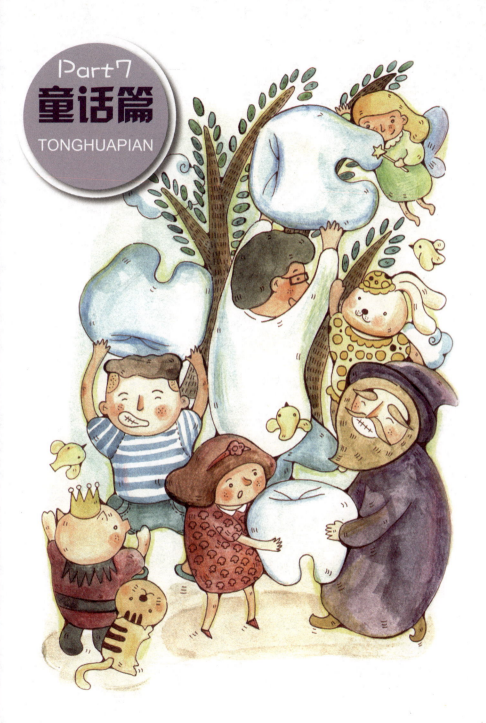

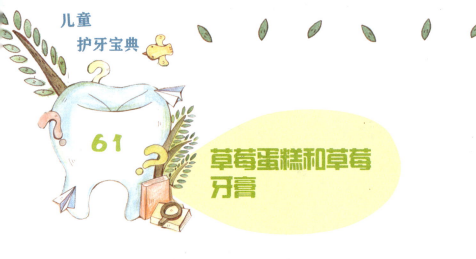

草莓蛋糕和草莓牙膏

小兔最爱吃妈妈做的草莓蛋糕了。可是,她每天吃完都不刷牙。时间长了,兔妈妈都闻到小兔嘴里的臭味了,于是着急地带着小兔来找熊猫牙医。

熊猫牙医拿出牙科小镜子,准备给小兔检查牙齿。可是小兔一张嘴,"阿嚏——!"熊猫牙医忍不住打了个大喷嚏!原来小兔的嘴巴太臭了!熊猫牙医不得不戴上了三层口罩。小兔有点难为情了。

经过检查,熊猫牙医发现小兔牙齿上有厚厚的一层脏东西。熊猫牙医把它拿到显微镜下一看,原来是各种形状的牙细菌和发臭了的草莓蛋糕碎末。

熊猫牙医说:"这些牙细菌会吃掉你牙齿上的蛋糕,然后产生很多垃圾,小兔你的嘴巴啊,现在就像个臭烘烘的垃圾堆呢!"

小兔忍不住哭起来:"呜呜呜,我才不要当发臭的垃圾堆,呜呜呜!"

"小兔别怕,我——有办法!"熊猫牙医拿出了一把牙刷,沾上了牙膏,仔细地帮小兔把所有牙齿都刷得干干净净,白白亮亮!还有一股小兔最爱的草莓香味呢!

熊猫牙医说:"每颗牙齿都和小兔你一样,喜欢干干净净,漂漂亮亮,你最爱草莓蛋糕,它们最爱草莓牙膏。你可要记得每天帮它们刷牙洗澡啊,不要再让它们生活在垃圾堆里了。"

现在,小兔每天都会用草莓牙膏仔细刷牙。她的嘴巴香喷喷的,好闻极了!

小兔记住了熊猫牙医的话——每颗牙齿都要和我一样干净,一样漂亮呢!

小朋友们,你们说说,小兔的嘴巴为什么会臭烘烘呢?熊猫牙医想出了什么好办法呢?

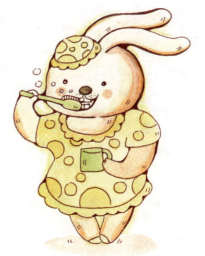

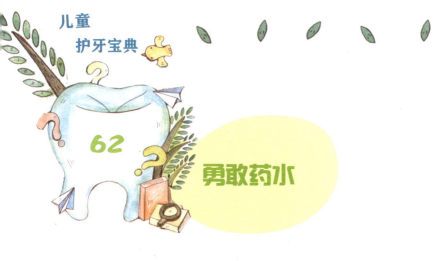

勇敢药水

从前，有一位小猪王子，他最爱唱歌，他的歌声非常美妙，每次他一唱歌，连天空中飞翔的小鸟们都会停下来，站在树枝上，静静地听着他的歌声。

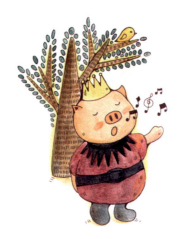

有一天，小猪王子正在唱歌，忽然，他停下来，用手捂住了嘴巴。"哎哟！我的牙齿疼！"小猪王子疼得没法唱歌了，小鸟们都叽叽喳喳地围过来，为他担心，为他着急。

青蛙仆人赶紧去请熊猫牙医。

熊猫牙医一检查，原来是小猪王子的牙齿上有一个大洞，必须打麻药针，然后把大洞清洗干净补起来。

小猪王子很害怕:"熊猫牙医,我,我,我怕疼,我怕打针,我怕补牙齿!"

"王子,别怕,我有神奇的勇敢药水,擦在牙齿旁边,就会起魔法,就不怕打针和补牙了。"

熊猫牙医用棉签蘸了一种无色的药水,涂在了王子的牙齿边上。咦,冰冰凉凉的感觉,还有有一股甜甜的水果香味呢。

"这就是勇敢药水吗?"

"是啊,一会儿打针时王子你肯定很勇敢,一点也不觉得痛了!"

熊猫牙医拿着细细长长的针管来了,小猪王子还是有点害怕地赶紧闭上了眼睛:"勇敢药水会起作用吗?我会很勇敢吗?真的不会痛吗?"

"王子,针已经打完了,请睁开眼睛吧!"小猪王子听到熊猫牙医友善的声音。

"啊?已经打好了?我怎么一点感觉也没有啊?!"小猪王子太惊讶了。

"勇敢药水起魔法了!王子真的变勇敢了哦!"青蛙仆人和小鸟们都欢呼起来。

"我真的很勇敢呢!刚才打针一点也不痛!"

小猪王子高兴地张大了嘴,勇敢地接受了熊猫牙医的治疗,牙齿没有大洞了,又重新变得白白亮亮了。

从此以后,小猪王子又可以自由自在地唱起美妙动人的歌曲了!

小朋友们,你们喜欢神奇的"勇敢药水"吗?你们会和小猪王子一样勇敢地接受牙医的治疗吗?

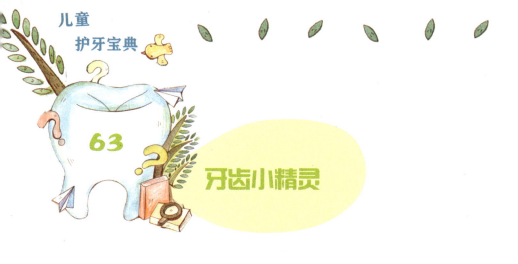

牙齿小精灵

小朋友们，你们知道吗？每一颗牙齿里都住着一个精灵呢，她们就是牙齿小精灵。今天，我们就来说说这些牙齿精灵们的故事吧。

小五是一个美丽的牙齿小精灵，她和姐妹们住在小主人的牙齿里，小五就住在下面的第五颗牙齿里呢。

小五的牙齿房子像座坚固的城堡，外面是白色的，有着像贝壳一样晶莹漂亮的墙壁。小五和姐妹们住在温暖舒适的房子里，她们有时候一起唱歌，有时候会互相打电话问候，有时候趁着小主人睡觉的时候还会调皮地在牙齿里偷偷跳舞呢。小精灵们过着安静又幸福的生活。

有一天，小五忽然听到屋子外面传来叮叮当当的声音。她出门一看，门口竟然有好多奇奇怪怪的人在捣乱呢！他们穿着黑黑的衣服，手里拿着铁锹铁铲，哈哈地怪叫着，还用脚踢着地上的罐子瓶子。雪白的墙壁已经被他们弄得脏兮兮的，还堆了很多臭烘烘的垃圾。小五吓坏了，哪里来的坏蛋？！他们是谁？！

住在门牙里的大姐听到声音赶过来了："这些强盗是有害的细菌，专门爱破坏我们的牙齿房子，是我们牙齿精灵们最可怕的敌人呢！如果让他们占领了我们的房子，我们就没地方住了呢！"

"那，那，那可怎么办啊？！"小五着急地问。

"赶紧去请牙膏和牙刷来帮忙吧!"

牙膏和牙刷听到消息,拍着胸脯说:"小五别怕,有我们呢!清除牙细菌和它们制造的垃圾是我们的工作。你就放心吧!"

说完,他们立刻就干起活来。那些黑黑的牙细菌强盗们看到牙膏牙刷走来,吓得转身就跑。牙膏喷出细细的泡沫迅速追上了这些牙细菌,泡沫将这些强盗们淹没了。牙刷用劲刷啊刷,长长的刷子像扫把一样把垃圾清扫下来。小主人再用清水一漱口,哗啦哗啦,牙细菌和那些垃圾全被冲出去了。

看看!小五的房子又恢复了干干净净,像贝壳一样晶莹漂亮。小五和姐妹们高兴地转着圈儿跳起了舞。赶走了有害的牙细菌强盗,她们又可以住在明亮舒适的房子里了。

小朋友们,你们的牙齿是不是洁白漂亮的啊?有没有牙细菌和垃圾堆在牙齿上啊?每天有没有请牙刷牙膏来帮忙清扫呢?让我们一起保护牙齿小精灵,每天早晚刷牙,让她们住在干干净净的牙齿房子里陪伴我们一起长大吧!

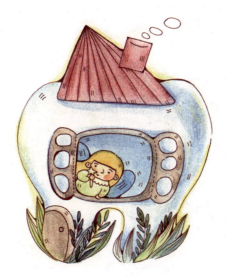

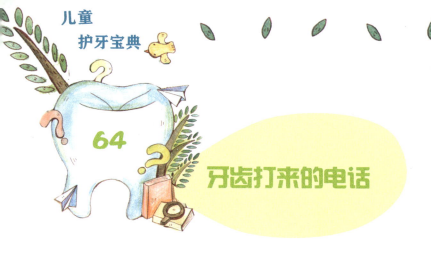

牙齿打来的电话

叮铃叮铃,电话铃响了。妈妈拿起了电话,说了几句,然后递给了正在吃饼干的童童。

"童童,你的电话。有人找你。"

找我?童童很惊讶,接过了电话。

"你是童童吗?"电话里传来了响亮的声音。"我是你嘴里的大门牙。我今天给你打电话,是因为我们——你嘴里的所有牙齿,要向你宣布,我们决定罢工!"

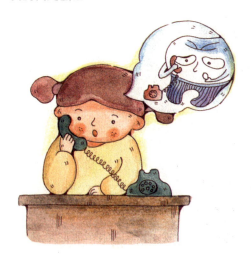

牙齿?罢工?童童惊讶得说不出话来。

电话那头接着说:"因为你从不刷牙,每次睡觉之前还吃东西,也不漱口。害得我现在全身黑漆漆,一块一块破损了。我又痛又难看!我实在受不了了!我要罢工,我要离开你!"

"就是,就是!我们要

Part 7 童话篇

罢工！"另一个气愤的声音从电话那头传来。"都是因为你，我每天都泡在蛋糕、糖果和饮料里。那些讨厌的细菌全爬到我身上来，又脏又臭，把我帅气的外衣都弄脏了。他们还啃我的手脚，让我长了一身的白斑和脓疮。妈妈带你去看牙医，请牙医给我做手术，修补我的疮口和新衣服。你还哭哭闹闹发脾气，就是不肯张嘴。我气死了！这样不负责任的小主人我不要了！"

童童吓坏了。前几天妈妈确实带她去看牙医，牙医说她有好几颗蛀牙，要治疗。自己哭着要赖不张嘴。妈妈没有办法，只好带她回家了。难道现在，牙齿们都来抗议了？

童童赶紧分辩："那是我怕牙医嘛！我怕要打针！"

"牙医阿姨说了，只是先看一眼，然后刷牙。你都不肯！"那边牙齿们反驳说。

"那，那，我就是不喜欢别人碰我的牙齿！"童童有些心虚，又气呼呼地说。

"像你这样对我们不负责任、不爱护我们、又不讲道理的小姑娘，我们都不喜欢你！"电话那头传来了大嗓门门牙的声音。

另一个尖尖的声音抢过了电话："童童你不但不爱刷牙，不保护我们，还喜欢吃手。手上的细菌全跑到我们身上了，脏死了，脏死了！"

童童被说得低下了头。

电话那头又传来一个细细软软的声音："童童，我是你的小磨牙。其实我，我，我也不想离开你的！可是，可是，你太让我们失望了。我现在虽然身上还没有脓疮，可我怕以后我也会变成他们那样。"小磨牙的声音停顿了一下，继续怯怯地说："而且，你似乎，也不喜欢我们，不爱护我们。所以，我想，我还是离开你吧！"

儿童护牙宝典

"别,你们别走啊!"童童着急起来。

小磨牙轻轻地说:"今晚等你睡着后,我们就要走了,所以我们给你打电话道别。再见了,童童。"

嘟嘟嘟,电话挂断了。

呜呜呜呜,童童终于害怕地哭起来:"你们别走!我需要你们!我以后会好好爱护你们!我会每天刷牙!我会少吃饼干!你们别走!"

妈妈听到哭声,着急地走过来抱起了童童,询问怎么回事。童童哭着把事情告诉妈妈。妈妈想了想,说:"如果我们今天去找牙医阿姨,把牙齿都修补好,帮他们把伤口敷上药,换上新衣服。那小牙齿们是不是就不会离开我们了?"

"妈妈,快带我去找牙医阿姨!"

牙齿治疗好了,牙齿也刷干净了。晚上,童童靠在沙发上不肯睡觉。她怕一睡着,小牙齿们就走了。朦朦胧胧中,她听到了牙齿们的声音:"谢谢你,童童,帮我们清洗干净,包扎好伤口,还换上了新衣服。我们决定不走了,我们喜欢爱干净,有责任心的你!"

亲爱的小朋友,你会保护小牙齿吗?你的小牙齿会离家出走吗?记得每晚睡觉前要刷牙哦,这样他们才会喜欢你,才不会离开你。

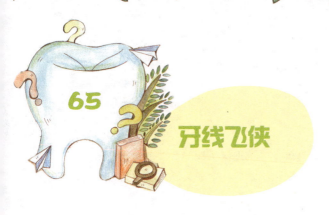

65 牙线飞侠

从前,有一个牙齿王国。王国里住着许多许多的牙齿居民们。他们在一起,过着幸福快乐的日子。可是有一天,牙齿王国忽然里发生了好几起盗窃案。大牙警长接到了报案:

"警长警长,我今天一早起床,发现我家的大门被偷了!"

"大牙警长,我刚要吃早饭,可是突然发现我家的桌子不见了!"

"警长大人啊!哪里来的小偷啊,半夜把我家屋顶上的瓦都搬走了,冷风嗖嗖,我都快冻死了!"

这个盗贼究竟是谁啊?大牙警长皱起了眉头。他立刻派出了二牙、三牙、四牙好几位警员去调查,可是都没有侦查到盗贼的任何信息。而且案犯还特别狡猾,他只在夜里出现,每次想抓他,他都溜得特别快。牙齿王国里的盗窃案继续一起又一起地发生着。

几个月过去了,大家都愁眉苦脸,束手无策。国王发出了命令:谁能够抓住这个盗贼,就会获得国家最高荣誉的"飞侠"勋章,并将把他最漂亮

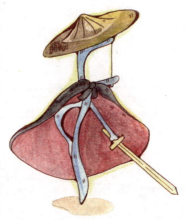

儿童护牙宝典

的小牙公主嫁给他！可尽管如此，还是没有人能够成功地抓到盗贼。大家聚在一起，叽叽喳喳，商量不出一个好办法。

这时候，邻国的牙线王子正巧路过。他听说了盗窃案的事件，仔细地分析了一下。

"这个案犯也许就是传说中的细菌。他的个头非常小，所以你们牙齿们都发现不了他。让我来试试吧！我个子又高又细，还可以变形，夜里不容易被盗贼发现。"

"对啊！"大牙警长惊喜地叫道。"牙线王子说得很有道理！我们牙齿的个头大，牙线王子细细长长，能伸能缩，还能变直变弯。说不定真能抓到这个案犯呢！"

黑漆漆的夜里，牙线王子缩成小小的一团藏在角落里，静静地等待着盗贼的来临。

忽然，一个小小的黑影出现了，他溜到了六牙家窗户外，开始动手卸窗户上的玻璃。牙线王子悄悄地展开身子，细细长长的手脚伸展开，慢慢地从地面上爬过去。那个小黑影一点都没察觉，还在专心拧着玻璃。牙线王子更加小心翼翼地缩小包围圈。快要接近的时候，突然手脚一缩，把那个黑影紧紧地捆住。那个黑影拼命地挣扎起来，几乎要从牙线王子的手臂下面挣脱出去。牙线王子迅速地一圈又一圈绕上去，越捆越紧，越捆越紧！这时候，大牙警长和二牙、三牙、四牙们纷纷跳出来，用大网兜把盗贼牢牢地兜住！黑影渐渐动不了了。细菌盗贼终于落网了！

牙线王子获得了国王颁发的"飞侠"勋章！并与小牙公主举办了盛大的婚礼。从此以后，他一直保卫着牙齿王国里居民们的安全。大家都亲热地称呼他"牙线飞侠"！

小朋友们，你们喜欢牙线飞侠吗？你每天有使用牙线来抓捕嘴里的细菌盗贼吗？可不要让这些盗贼把你的小牙齿都偷走了啊！记得每天刷牙并使用牙线，保护好我们洁白的牙齿哦。

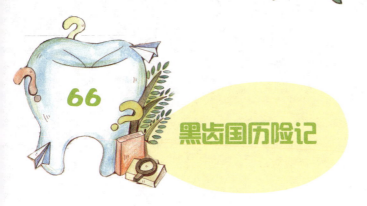

黑齿国历险记

消失的老鼠

卡卡是个6岁的小男孩。

卡卡最不爱刷牙。每次妈妈催他去刷牙,他就赖着不去,实在赖不过去了,就冲进洗手间,哗啦哗啦,不到半分钟就出来了。妈妈总是无奈地摇头。

卡卡钻进被窝偷偷地笑,嘴里含着刚刚趁妈妈不注意从饼干盒里偷偷拿的巧克力饼。含着香香甜甜的味道,卡卡一会就睡着了。

迷迷糊糊中,卡卡被一种窸窸窣窣的响声吵醒了。他坐起来仔细一看,墙角边正站着几只灰绒绒的老鼠。卡卡平常都非常害怕老鼠,但是这会,他一点都不觉得害怕,他听到那几只灰老鼠似乎在小声地说着话。

"今天晚上该轮到我们去黑齿国了吧?"

"就是!大姐和二姐上次都去过了,我都还没去过呢!"

"是的!是的!刚才我得到确切消息了!妈妈说这次轮到我们几个去的!"

"太好了!太好了!去黑齿国了!"

儿童护牙宝典

这几只灰老鼠叽叽喳喳地欢呼起来,然后一只接着一只兴高采烈地往衣橱后面奔去,钻进了衣橱与墙壁的夹缝中。

"黑齿国是什么地方?"卡卡忍不住下床,跟着跑到衣橱旁,夹缝中排在最后的小老鼠的尾巴一摆一摆,接着就消失了。卡卡跟着走过去,奇怪的是,一迈脚,那缝隙好像变大了,卡卡也似乎一下子就变小了,抬腿就走进去了!里面光线很暗,但还可以看到前面小老鼠的影子。卡卡有些犹豫,但更多的是好奇,他加紧了脚步。

似乎走了很长很长时间,前面忽然出现了亮光,越往前走,亮光越大,卡卡终于看见一扇敞开的大门。老鼠们依次钻出了那扇光亮的大门,卡卡也向大门走去。

爸爸妈妈和小朋友们,你们能指出本节故事中,卡卡有哪些错误的牙齿护理行为?妈妈又有哪些错误的行为呢?

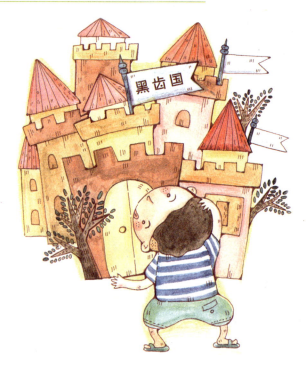

通行证

卡卡尾随着小老鼠们来到大门前,看着老鼠们都出了门,卡卡也朝门外探出头。

哇!那是一片巧克力、饼干和糖果做成的世界呀!有三层楼的饼干屋,有巧克力做的窗户,路旁很多树上都挂满了五颜六色的糖果,空气中还有一股香甜的味道。卡卡简直不敢相信自己的眼睛,难道这就是童话故事里的糖果世界?卡卡高兴地正想冲出去,可又马上把头缩了回来。为什么呢?因为他突然看到了通往糖果大街的路上,有很多戴着钢盔、拿着刀枪的卫兵,他们正在一个接一个地检查刚才出去的老鼠们。

"张开嘴!嗯,三颗蛀牙。好,过去吧!"

"下一个!"

"五颗,过去吧!"

"咦,这个没有蛀牙啊!不能过去!"最后一只小老鼠被拦住了。

"我有的!我有的!"小老鼠着急地用手指掀起了嘴皮:"看,在这里!虽然很小,可是,这个就是蛀牙!"

卫兵仔细看了看:"哦,那过去吧!"

小老鼠如释重负,笑眯眯地追上了前面他的伙伴们。

难道蛀牙就是通行证?没有蛀牙不能过去?卡卡着急了:我好像没有蛀牙啊!上次妈妈带我去牙医那检查过,我记得牙医阿姨说我没蛀牙的。那怎么办呢?

卡卡紧张地捏了捏衣角,咦,好像口袋里好像有什么东西硬邦邦的?哦,想起来了,是睡觉时候偷偷放进口袋的巧克力饼干。对了!巧克力

儿童护牙宝典

不是黑黑的吗?放在牙齿上会不会像个蛀牙呢?卡卡想起幼儿园班上的花花,她的牙齿就是黑色的,妈妈说那个就是蛀牙。卡卡赶紧掏出巧克力饼干,塞进嘴里嚼了嚼,把饼干沫往牙缝里抹了抹,抬脚向卫兵们走去。

"站住!检查!"一个高个子卫兵拦住了卡卡。

"我有蛀牙,瞧,这颗黑黑的!"卡卡用手指着刚才那颗涂了巧克力饼干沫的牙齿,然后又赶紧闭上了嘴。卡卡心里怦怦直跳,他不知道这个卫兵会不会相信他。

高个子卫兵看了卡卡两眼,一招手。"行吧,过去吧!"

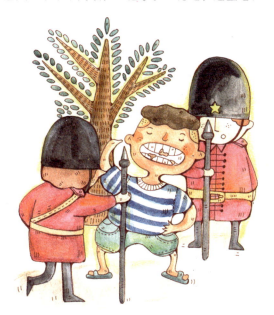

卡卡赶紧从卫兵旁边穿过,往前跑去。

嘭!哎哟!卡卡撞在什么东西上,摔了个大跟头。

小朋友们,卡卡究竟有没有蛀牙呢?他又撞到了什么呢?

小女孩甜甜

卡卡用巧克力饼干假装蛀牙，瞒过了卫兵，混进了糖果王国。可是正往前跑的时候，突然被旁边冲过来的一个人给撞倒了！膝盖好痛！

"哎哟！谁啊？！走路这么不小心？"一个女孩的声音大叫起来。卡卡忍着眼泪从地上爬起来。原来说话的是一个高个子小姑娘，她穿着小蘑菇花纹的裙子，背着个书包，圆鼓鼓的脸上两只黑溜溜的眼睛瞪着卡卡。

"是你撞到我摔倒的！"卡卡眼眶里含着一包眼泪。"好啦好啦！谁叫你没命地往前跑，也不看看左右。"小姑娘一下子笑起来。"羞羞，男孩子还哭呢！"卡卡不好意思地抹了把眼睛说："我才没有哭呢！"

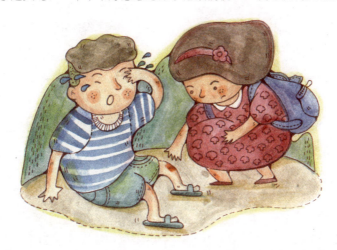

"你摔痛了吗？揉一揉就好了。"小姑娘说着，弯下腰帮卡卡揉起膝盖来。"我不痛！我是男孩子，妈妈说了男孩子摔跤是不能哭的。""嘻嘻，我叫甜甜。你叫什么名字啊？家在哪里啊？"小姑娘好奇地问。"我叫卡卡。我家在、在……"卡卡支支吾吾说不下去了。"啊！你不会是？"甜甜突然惊讶地捂住了嘴，小声地说："快跟我走！"然后拉起卡卡就往旁边的小路上快步走去。

儿童护牙宝典

甜甜拉着卡卡走出了大街，顺着小路，来到了一座安静的围墙后面。甜甜四下张望了下，看看周围没人，才小声地问卡卡："你是不是从外面来的？你不是我们这的人吧？"

"我，我是偷偷跟着别人来的。"

"你有蛀牙吗？那些士兵让你进来的吗？"

"刚才有士兵检查来着，嗯，我用巧克力饼干假装了一颗蛀牙，他们就让我进来了。"

"啊，你胆子可真大啊！"

"甜甜，这里到底是什么地方啊？为什么有这么多饼干屋和糖果树？为什么又必须要有蛀牙才能进来呢？"

甜甜叹了口气，小声地说起糖果世界的事情。

小朋友们，你们喜欢饼干和糖果的世界吗？让我们来听听那里发生了什么吧。

黑齿国的由来

原来这里以前叫"白齿国"，因为这里人的牙齿都很白很漂亮。可是，后来来了个巫师，他自己的牙齿又黑又脏，又嫉妒大家的漂亮牙齿。于是就对国王下了个"蛀牙"的咒语，国王从此只喜欢吃饼干、巧克力和糖果，再也不吃蔬菜、水果了。国王还命令王国里的所有人和他一样，不能吃蔬菜水果，必须吃糖果饼干，大街上的房子啊，大树啊，都是糖果饼干做的。所以大家的牙齿也慢慢变黑了，变成了蛀牙。国王把大家的牙刷都没收了，还把牙医也关起来了。没有人知道牙医被关在了哪里，也就没有人可以治疗蛀牙了。所以，现在，这里就被叫做"黑齿国"了。

Part 7 童话篇

"我的牙齿就是这样，已经黑了好几颗了，有时候还会痛，呜呜呜。"甜甜忍不住哭起来。"以前牙医叔叔在的时候，妈妈经常带我去检查牙齿，每次叔叔都夸我的牙齿又漂亮又可爱。可是现在，这么难看，呜呜呜。"

看到甜甜哭起来，卡卡觉得也很难过，伸舌头舔了舔牙齿上的饼干沫。

"虽然糖果饼干确实很好吃啊！不过，这个巫师也太坏了，自己牙齿难看就下咒语，让所有人牙齿都难看。"

"哼，等我学好了本领，一定要想办法把坏巫师抓起来！再给他下一个'天天牙齿痛'的咒语，让他每天都痛得说不了话，走不了路。"甜甜气愤地说。

"卡卡，你可要当心啊。如果是没有蛀牙混进来我们这里，被巫师发现了的话，要被抓起来关在牢里，直到长出蛀牙。以前有些外面的孩子贪吃这里的饼干屋和糖果树，喏，就像你一样的，结果被抓到了，现在都还在牢里呢。"

"这里这么危险啊！那可怎么办？"卡卡很后悔自己刚才因为贪吃饼干糖果混进黑齿国。"甜甜，有没有办法离开这里回家呢？"

甜甜眨了眨眼睛，想了会。"白天士兵们很多，也许等到了晚上，士兵睡着了，你就能回去了。你现在跟我去学校吧，到了晚上，我们再想办法。哎呀，快迟到了！"

甜甜拉起卡卡往学校跑去。

小朋友们，你么知道白齿国为什么会变成黑齿国吗？

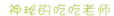

神秘的吃吃老师

卡卡跟着甜甜很快就到了学校。教室里已经坐满了同学,甜甜带着卡卡坐在了最后一排。

刚坐下,叮叮叮,上课铃声响了,一个花白头发的男老师夹着书本走了进来。

"吃吃老师来了!"甜甜高兴地小声对卡卡说。

"吃吃老师?"卡卡觉得这个名字好奇怪啊。

"哈哈,他是我们的数学老师。因为他掉了两颗门牙,说话总是这样发出"吃""吃"的漏风声,所以我们都叫他吃吃老师。嘻嘻。不过我们都很喜欢他,他也喜欢我们叫他吃吃老师。"

吃吃老师摆好书本之后开始吃吃地说话了。

"同学们好,吃吃,今天我们来学习一下有趣的加法,吃吃。"

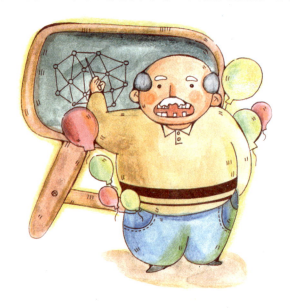

吃吃老师的课很有意思，他会从口袋里变出彩色气球，排成各种队伍，还会用纸剪出五颜六色的小动物，让同学们扮演小动物。

卡卡觉得好有趣，连吃吃老师不时发出的吃吃声也变得有趣起来。

放学了，甜甜拉着卡卡出了校门，卡卡忽然看到路边的橱窗玻璃上吃吃老师的影子。

"甜甜快看，吃吃老师！""吃吃老师穿得好奇怪啊！"

吃吃老师穿着大大的风衣，戴着高高的帽子，还围了长围巾，眼睛都快遮住了，和上课时候完全不一样了！他手里拎着个大包，好像在躲什么人似的。

跟上去看看！甜甜拉着卡卡悄悄地跟在后面。

卡卡和甜甜尾随着吃吃老师，穿过了街道，进了小巷子，又钻过一片树林，绕过了一座公园，上了一座小桥，最后来到一座小木屋门前。

吃吃老师瞧瞧左右没人，掏出钥匙开门进去了。

卡卡和甜甜跟着上去，趴在窗户边上。他们看见吃吃老师拐到沙发后面，掀开了地毯，下面居然是一个有把手的盖子。吃吃老师拉起把手，打开了盖子，走了进去，又在里面把盖子合拢。

"是地道耶！！！"卡卡和甜甜张大了嘴巴！别提有多惊讶了！那些只在电视和故事书里才看到的地道居然出现在了眼前。两个小伙伴决定一定要把事情弄清楚。他们轻轻推开木门，来到地道口，学着吃吃老师的样子拉开了盖子，里面是一级级的台阶，有微弱的灯光。卡卡和甜甜顺着台阶走了下去。

小朋友们，吃吃老师为什么乔装打扮地来到地道里？我们继续听故事吧。

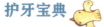

地道里的人

卡卡和甜甜走了不知道多少台阶,终于走到了平地上,再顺着弯弯曲曲的小路,来到一个屋子门口。透过窗户,他们看见了吃吃老师。

吃吃老师的对面坐着一个高高瘦瘦的叔叔。这个叔叔戴着眼镜,正拿着一把牙刷和吃吃老师说话。

"因为你们都没有牙刷,所有吃完饭后,要用清水多漱口,用纱布裹在手指上擦洗牙齿,把食物清洁掉。"眼镜叔叔说着,叹了口气:"可惜啊,要是有牙刷就好了!清洁效果好多了!"

"是啊!牙刷都被国王没收了,只能这样多漱口清洁牙齿了。"吃吃老师无奈地摇摇头。

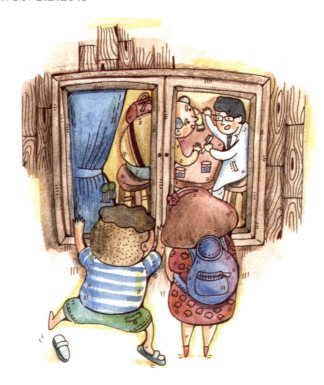

Part7 童话篇

"希望孩子们能够尽量不要吃那么多糖,能够多漱口,至少蛀牙不会发展那么快。"眼镜叔叔皱起了眉头。

"幸好还有牙医你在,你在,我就放心一些了!"吃吃老师接着说。

"牙医叔叔!原来是你!"甜甜听到这里,不禁大叫出声。

吃吃老师和牙医叔叔听到甜甜的声音,大吃一惊。甜甜和卡卡走进房间,把他们看到吃吃老师,跟随吃吃老师走进地道的事情说了一遍。吃吃老师和牙医叔叔才恍然大悟。牙医叔叔说,他原本被国王抓起来了,幸亏吃吃老师和其他好心人把他偷偷救出来,藏在了这里。国王知道牙医叔叔逃跑了,正在暗中抓捕他。所以,吃吃老师才每次都乔装打扮地悄悄来看他。

"牙医叔叔,你不在,我的牙齿都痛了!呜呜呜。"甜甜拉着牙医叔叔的衣角哭了起来。

"牙医叔叔,你一定要帮助这里的小朋友,他们不能刷牙,又老吃甜食,都蛀牙了!"卡卡也眼巴巴地望着牙医叔叔。

"孩子们,只要有我牙医叔叔在,我一定会想办法,帮助孩子们保护好牙齿!你们放心吧!"牙医叔叔弯下腰搂住了两个孩子。

"孩子们放心,我们正在想办法破除咒语,打败巫师,让牙医叔叔帮助大家恢复洁白牙齿,再也不长蛀牙!"吃吃老师坚定地说。

"太好了!"甜甜和卡卡异口同声地欢呼起来。

有没有什么法子能够破除巫师的咒语?怎么样才能打败巫师?大家都皱起眉头,苦思冥想起来。破除咒语很难啊,大家又不懂巫术!

卡卡突然灵机一动:"我们刚才一直在想办法怎么破除咒语。为什么不能把巫师的牙齿变白变漂亮?如果他的牙齿变好了,是不是他就会

217

主动撤销咒语呢？！"

"对啊！"牙医叔叔拍了拍自己的头。"我怎么没想到呢？！我们总想着对付巫师，为什么不能让巫师自己主动改变呢！"

吃吃老师也大笑起来："就是就是！我们这就行动！"

<u>小朋友们，你们说说看，地道里的人是谁？他为什么藏在地道里？</u>

开始行动

第二天，巫师身边的侍从，也就是吃吃老师的好朋友，给巫师早晨喝的水里加了安眠药。睡着了的巫师被带到牙医叔叔的地道小屋里。牙医叔叔用他的工具把巫师的蛀牙都修补好了，原先黑乎乎的牙齿都变成了洁白整齐的牙齿！

巫师睡醒了，睁开眼睛，吓了一大跳："你们是谁？我怎么在这里？！"

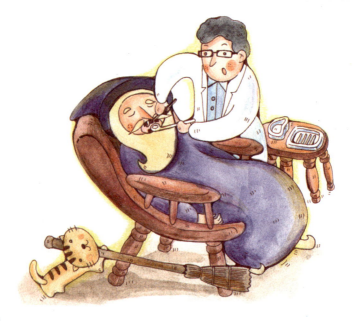

牙医叔叔笑眯眯地说："我是牙医叔叔。你刚才睡着的时候，我已经把你的牙齿修补好了。现在你照照镜子，看看自己的黑牙是不是已经变成美丽的白牙齿了？"

巫师又急又气地说不出话来。"你们！你们！你们！"可是，当他看到镜子里他自己的牙齿时，惊讶地张大了嘴："这是我的牙齿吗？我的牙齿这么漂亮了？没有黑点了！没有黄斑了！没有坑坑洼洼了！"

巫师从一开始的气急败坏到不可置信，到惊喜万分。他脸上的表情啊，哈哈，好像变了一百种。

"牙医叔叔帮你把牙齿变美了。看吧！这是牙医叔叔的功劳！"卡卡说。

"你的牙齿变好了，你应该撤销咒语，让其他人都能恢复漂亮的牙齿！"吃吃老师也说。

"你下了咒语以后，我没法刷牙，都有蛀牙了，半夜都会痛！"甜甜哭诉起来。

巫师忽然也"呜呜呜"地哭了起来。

"我小时候牙齿不好，也没有看过牙医。长大以后特别怕牙医，特别不愿别人说我的牙齿又黑又难看。所以我才下了咒语，想让大家都和我一样，这样就没有人会嘲笑我了。现在我知道了，牙医可以让牙齿变得健康洁白漂亮。我不应该下这样的咒语，让大家牙齿都不好。我马上撤销咒语！"

大家听到巫师这么说，都高兴地鼓起掌来！

<u>小朋友们，你们知道巫师当初为什么要下蛀牙咒语吗？现在巫师的牙齿修补好了吗？</u>

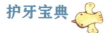

我会想念你们的

咒语撤销以后,国王重新下了命令:释放并奖励牙医;所有孩子每天必须刷牙,保护好牙齿,定期去牙医叔叔那里检查牙齿。黑齿国恢复了白齿国的称号。

糖果街道拆掉了,卡卡心里虽然有点舍不得,但更多的是高兴。因为牙医叔叔和吃吃老师说,只要小朋友们每天好好刷牙,保护好牙齿,就可以吃糖果,只是每次不能吃太多,吃完要记得漱漱口。

"牙医叔叔、吃吃老师、甜甜,我想爸爸妈妈了,我要回家了。我会想念你们的!"

"卡卡,我们舍不得你。你一定要来看我们啊!"甜甜拉着卡卡的手,不舍地说。

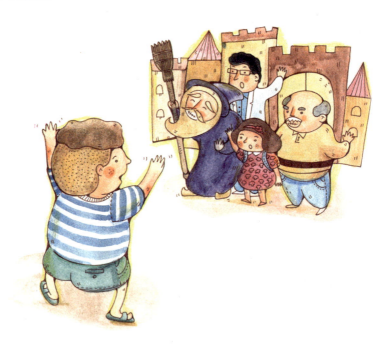

"卡卡，我们非常感谢你，也很高兴遇到你。你帮助我们想出了撤销咒语的好办法。你是个懂事的好孩子！"牙医叔叔搂住了卡卡，亲了亲卡卡的小脸蛋。

"虽然我们舍不得你，但你应该回家，回到你的爸爸妈妈身边，回到你的老师同学身边。"吃吃老师拍了拍卡卡的肩膀。

"咦？吃吃老师，你装了新牙以后，说话不会再有吃吃的声音了！"甜甜突然调皮地说。

哈哈哈哈！大家都忍不住笑了起来！

笑着笑着，卡卡睁开了眼睛，发现自己正躺在家里的床上，外面太阳高高地挂在窗外，耳边传来妈妈在厨房里做早饭的声音。原来是一场梦啊！好奇特的梦！卡卡跳下了床，对着镜子照了照自己的牙齿。嗯，没有蛀牙！太好了！

"妈妈，妈妈！我要刷牙！"卡卡拿起牙刷对着厨房里的妈妈大声地说。妈妈高兴地笑了。

"甜甜、牙医叔叔、吃吃老师，我一定会好好保护我的牙齿！"卡卡在心里悄悄地说。

小朋友们，黑齿国的故事就讲完了。你们喜欢卡卡、甜甜、牙医叔叔、吃吃老师，还有改邪归正的巫师吗？你们会好好保护你们的牙齿吗？爸爸妈妈们都希望你们有一口洁白健康的牙齿。卡卡会给你们加油鼓劲的！

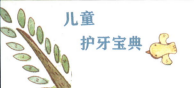

本书主要参考文献

[1] 傅民魁. 口腔正畸学 [M]. 北京：人民卫生出版社，2012.

[2] 葛立宏. 儿童口腔医学 [M]. 北京：人民卫生出版社，2012.

[3] 胡德渝. 口腔预防医学 [M]. 北京：人民卫生出版社，2012.

[4] 孟焕新. 牙周病学 [M]. 北京：人民卫生出版社，2012.

[5] Morris S. Clark, Ann L. Brunick 著，张伟译. 笑气和氧气镇静手册 [M]. 北京：人民卫生出版社，2014.

[6] 王美青. 口腔解剖生理学 [M]. 北京：人民卫生出版社，2012.

[7] 张国良. 实用口腔镇静技术 [M]. 北京：人民军医出版社，2010.

[8] 中华人民共和国卫生部办公厅. 中国居民口腔健康指南 [J]. 广东牙病防治，2010，18(1)：4-10.

[9] Abbott P. Are dental radiograph safe[J]. *Aust Dent J.* 2000,45(3):208-13.

[10] Autier P, Boyle P and Koechlin A. Mouthwash use and the prevention of plaque, gingivitis and caries[J]. *Oral Dis.* 2014,20 Suppl 1:1-68.

[11] Achtari MD, Afentoulide N and Georgakopoulou EA. Dental care throughout pregnancy: what a dentist must know[J]. *Oral Health Dent Manag.* 2012,11(4):169-76.

[12] Boschen M, Carter AE, Carter G, *et al.* Pathways of fear and anxiety in dentistry: A review[J]. *World J Clin Cases.* 2014, 2(11):642-53.

[13] Coomaraswamy K, Gederi A and Turner PJ. Pacifiers a review of risks vs benefits[J]. Dent Update. 2013,40(2):92-4, 97-8, 101.

[14] FDI policy statement on radiation safety in dentistry adopted by the FDI General Assembly 13 September 2014, New Delhi, India. FDI World Dental Federation. *Int Dent J.* 2014 Dec;64(6):289-90.

[15]Farronato G, Galbiati G, Giannini L, et al. Atypical swallowing a review[J]. *Minerva Stomatol.* 2014,63(6):217-27.

[16]Gupta R1, Prakash V. CPP-ACP complex as a new adjunctive agent for remineralisation: a review[J]. *Oral Health Prev Dent.* 2011;9(2):151-65.

[17]Jefferson Y. Mouth breathing adverse effects on facial growth, health, academics, and behavior[J]. *Gen Dent.* 2010,58(1):18-25,quiz 26-7, 79-80.

[18]Kanani N, Osso D. Antiseptic mouth rinses: an update on comparative effectiveness, risks and recommendations[J]. *J Dent Hyg.* 2013,87(1):10-8.

[19]Katoch V, Parihar AS and Rajguru SA. Periodontal Disease: A Possible Risk-Factor for Adverse Pregnancy Outcome[J]. *Oral Health Dent Manag.* 2012,1(4):169-76.

[20]Lahiri PK, Reema SD and Roy SS. Review of casein phosphopeptides-amorphous calcium phosphate[J]. *Chin J Dent Res.* 2014;17(1):7-14.

[21]National Health and Medical Research Council. Code of practice for radiation protection in dentistry. Canberra: Australian Government Publishing Service, 1987.

[22]Nelson TM, Xu Z. Pediatric dental sedation challenges and opportunities[J]. *Clin Cosmet Investig Dent.* 2015,7:97-106.

[23]United Nations Scientific Committee on the Effects of Atomic Radiation (UNSCEAR). Available from: http://www.unscear.org/unscear/en/general_assembly.html.

反侵权盗版声明

电子工业出版社依法对本作品享有专有出版权。任何未经权利人书面许可,复制、销售或通过信息网络传播本作品的行为,歪曲、篡改、剽窃本作品的行为,均违反《中华人民共和国著作权法》,其行为人应承担相应的民事责任和行政责任,构成犯罪的,将被依法追究刑事责任。

为了维护市场秩序,保护权利人的合法权益,我社将依法查处和打击侵权盗版的单位和个人。欢迎社会各界人士积极举报侵权盗版行为,本社将奖励举报有功人员,并保证举报人的信息不被泄露。

举报电话:(010)88254396;(010)88258888
传　　真:(010)88254397
E - m a i l:dbqq@phei.com.cn
通信地址:北京市万寿路173信箱
　　　　　电子工业出版社总编办公室
邮　　编:100036